Jan Müller

KURKUMA
therapeutisch nutzen

- ein Erfahrungsbericht -

WIDMUNG

Ich widme dieses Buch der ayurvedischen Medizin, die vor Tausenden von Jahren so klug und weise war, diese Wurzel als Heilmittel zu entdecken.

Ich verdanke ihr ein weitestgehend medikamentenfreies Leben, trotz aller Erkrankungen, die das Leben bisher für mich bereitgehalten hat.

VORWORT

Kurkuma ist ein fast vergessenes Therapeutikum mit einem unglaublichen Wirkungsspektrum.

Lange wurde, gerade im Einzugsgebiet der sogenannten westlichen Medizin, dieses Wissen um Methoden und Wirkung ignoriert.
Mittlerweile erfährt Kurkuma eine wachsende Beliebtheit, sowohl im breiten Publikum als auch in der medizinischen Fachwelt.

Inzwischen liegen weltweit evidenzbasierte Studien zu den vielfältigen Wirkungen von Kurkuma vor.

In der Krebstherapie wird Kurkuma mittlerweile gerne als begleitendes Therapeutikum eingesetzt. Ganz besonders während der Chemotherapie berichten viele Anwender begeistert wie sehr Kurkuma die Begleiterscheinungen mildert.

Ich habe es früher einmal so formuliert:
Wenn die ayurvedische Medizin ein Baum ist, dann ist Kurkuma der Stamm, oder mindestens einer der Haupttriebe dieses Baumes.

Rechtliche Erklärung

Das vorliegende Buch ist kein Ratgeber im eigentlichen Sinn.
Ich beschreibe hier meine umfangreichen eigenen Erfahrung-
en mit Kurkuma in Bezug auf mich und meine Gesundheit.
Des Weiteren berichte ich partiell von den Erfahrungen der
Gruppenmitglieder aus meiner gleichnamigen Facebook
Gruppe „Kurkuma therapeutisch nutzen".
Weiterhin stelle ich in diesem Buch meine Infor-
mationsquellen, sowie meine Schlussfolgerungen daraus vor.

In keiner Weise gebe ich hier Empfehlungen zur Therapie
bestimmter Krankheiten. Bei spezifischen Krankheiten beschreibe ich lediglich die Methoden, die ich an mir selbst angewendet habe.

Hinweis
Jeder ist für seine Gesundheit selbst verantwortlich.
Grundsätzlich gilt: Bei Problemen oder Krankheiten jeglicher Art ist die Konsultation eines Arztes Ihres Vertrauens zu
empfehlen, welcher aufgrund seiner Erfahrung und Ausbildung eine Anamnese durchführt.
Wenn Sie sich hier in diesem Buch zu Gesundheitsfragen
informieren, diese Informationen verwerten, anwenden oder
anwenden lassen, so geschieht dies auf Ihre eigene Verant-
wortung und Gefahr.

Eine Haftung des Autors und/oder den an dieser Publikation beteiligten Personen wird hiermit vollumfänglich ausge-
schlossen

INHALT

DANKSAGUNG

Ich danke meiner Frau Katharina für das Lektorat dieses Buches und ihrer Nachsicht bezüglich meiner Rechtschreibschwäche.

Danke auch an Luise Schuba, meine „kleine Kröte", für die konstruktive Kritik und Anmerkungen zu Flow und Formatierung dieses Buches.

Ich danke ebenfalls den zahlreichen Mitgliedern unserer Facebookgruppe „Kurkuma therapeutisch nutzen" für alle Fragen, die sie im Laufe der letzten Jahre gestellt haben.

Ein besonderer Dank gilt unserem Gruppenmitglied Elmas (Elly) Pirelly, die mir erlaubte aus ihren Erfahrungen mit Kurkuma als Begleitung während ihrer Chemotherapie zu zitieren.

Ein weiterer Dank gilt Dirk Schneider, dem Inhaber von Azafran. Er hat mich in der Vergangenheit immer wieder, zu Testzwecken und für Experimente, mit neuen Produkten und Derivaten aus Kurkuma versorgt.

Nicht zu vergessen mein „Kreativ-Team" bestehend Justyna (Jussi) Szamocka und Rainer (Rhino) Spekowius.
Ihr seid die Eltern des Coverdesigns.

DAMALS ...
wie alles begann

Irgendwann, vor vielen Jahren, habe ich mal gelesen, dass Kurkuma stimmungsaufhellend wirken soll.

Das war, glaube ich, die „Initialzündung" mich mit Kurkuma zu beschäftigen.

Mein vordergründiges Problem zu diesem Zeitpunkt war, dass ich durch die MS (Multiple Sklerose) sehr unter Stimmungsschwankungen zu leiden hatte und keine Psychopharmaka nehmen wollte. Bei einem Versuch, Jahre zuvor, waren mir die Nebenwirkungen einfach zu heftig und zu umfangreich.

Die Schwankungen habe ich zwar mit hochdosiertem Johanniskraut in den Griff bekommen, allerdings dämpft Johanniskraut nicht nur die negativen emotionalen Ausschläge, sondern (leider) auch die Positiven. Ich nenne es darum auch immer liebevoll „meinen Stoßdämpfer".

Die damalige Idee:
Wenn Kurkuma stimmungsaufhellend wirkt, könnte es mir helfen, den negativen Effekt von Johanniskraut zu eliminieren. Also habe ich mir Kurkumapulver im Supermarkt gekauft.

Ich habe dann begonnen, mir täglich eine Brühe oder frischen Zitronentee mit einem Teelöffel Kurkumapulver einzuverleiben. Geschmacklich eine Herausforderung!
Im Zitronentee schmeckte das wie „eingeschlafene Füße“.

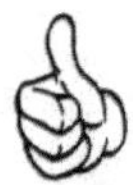

Ergebnis nach 14 Tagen:
Es hat funktioniert!

Es hat sogar so gut funktioniert, dass ich spontan beschloss, das Johanniskraut abzusetzen.

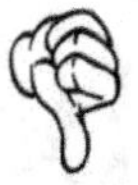

Ich fasse zusammen:
Dumme Idee!

Kurkuma wirkt zwar nachweislich stimmungsaufhellend, so auch hier, mindert aber nicht die, durch die MS ausgelösten, Stimmungsschwankungen.
Nach drei Wochen Abstinenz habe ich die Einnahme von Johanniskraut wieder aufgenommen und bin einfach dabeigeblieben, täglich zusätzlich Kurkumapulver zu nehmen.

Mein Interesse und Neugier waren nunmehr geweckt, und ich begann zum Thema „Kurkuma“ zu recherchieren.

Zu Beginn erst einmal bei Wikipedia und ich fand eine Menge internationaler Studien zu diversen Krankheitsbildern, die mit Kurkuma, bzw. Curcumin, therapiert werden.

Mein Erstaunen und meine Begeisterung wuchsen mit jeder Studie, die ich las. Welch eine Wunderknolle!

Unglaublich dieses breite Spektrum in der Anwendung, sowohl innerlich als auch äußerlich. Quasi der Ritterschlag war, als ich las, dass Kurkuma mittlerweile als begleitendes Therapeutikum in der Krebstherapie eingesetzt wird, ja sogar hin bis zu Curcumin-Infusionen.

Aus jahrzehntelanger Erfahrung weiß ich, dass in Deutschland eine Art Glaubenskrieg zwischen westlicher Labormedizin und der asiatischen Erfahrungsmedizin geführt wird. In beiden Lagern herrscht die Ideologie vor,
„entweder – oder".

Interessanterweise habe ich in Asien erlebt, dass in den TCM Kliniken in China damit vollkommen pragmatisch umgegangen wird.

Was hilft, hilft! Wenn eine Ladung Antibiotika oder Kortison angezeigt ist, dann verschreibt auch ein TCM Arzt diese westliche Medizin. In meiner norddeutschen Heimat würde man sagen:
„wat mut, dat mut".

Insofern begeistert mich die Tatsache, dass nunmehr auch die europäische Medizin Kurkuma als Therapeutikum wahrnimmt.

KURKUMA
(Die Wunderwurzel)

In Wikipedia wird Kurkuma wie folgt beschrieben:

„Die Kurkuma oder Kurkume (Curcuma longa), auch Gelber Ingwer, Safranwurz(el), Gelbwurz(el) oder Gilbwurz(el) genannt, ist eine Pflanzenart innerhalb der Familie der Ingwergewächse (Zingiberaceae). Sie stammt aus Südasien und wird in den Tropen vielfach kultiviert.

Das Rhizom ähnelt stark einer kleineren Version des Ingwers, ist jedoch intensiv gelb, das geschälte Rhizom wird frisch und getrocknet als Gewürz und Farbstoff verwendet. Es sind bis zu fünf Prozent typische ätherische Öle sowie bis zu drei Prozent des für die gelbe Färbung verantwortlichen Curcumin enthalten.
Das Rhizom wirkt verdauungsanregend.“

Verwendung als Gewürz

Frisch hat die Wurzel einen harzigen, leicht brennenden Geschmack, getrocknet schmeckt sie mildwürzig und etwas bit-
ter. Ich finde eher, dass das Pulver wie „eingeschlafene Füße"
schmeckt, aber das ist ein rein subjektives Empfinden.

Das gemahlene Kurkumapulver wird vor allem wegen seiner Färbekraft verwendet, beispielsweise als wesentlicher Bestandteil von Currypulver. Kurkuma ist dabei wesentlich
preiswerter als der ebenfalls stark Gelb färbende Safran. In
Indien ist die Verwendung von Kurkuma seit 4.000 Jahren
belegt und ist individuell als Gewürz in den verschiedensten
Speisen vertreten.

Kurkuma gilt als heilig und gehörte bereits damals zu den
wichtigsten Gewürzen. In der traditionellen indischen Heil-
kunst Ayurveda wird es den „heißen" Gewürzen zugerechnet,
denen eine reinigende und energiespendende Wirkung zuge-
sprochen wird.

Die energiespendende Wirkung kann ich zumindest ge-
fühlt bestätigen. Als Eisbader und Winterschwimmer spüre
ich einen Unterschied im kalten Wasser, wenn ich ca. 1-2
Stunden vorher, Kurkuma zu mir genommen habe. Der Körper ist aktiver und schneller bei der Wiederherstellung der
Körpertemperatur. Das allerdings ist nicht wissenschaftlich
belegt, sondern nur mein Empfinden als trainierter Winterschwimmer.

Während in Indien meistens getrocknete Kurkuma verwendet wird, ist in Südostasien, beispielsweise in der thailän-
dischen Küche, vornehmlich die Verwendung der frischen,
geriebenen Knolle verbreitet.

In der westlichen Küche spielt Kurkuma lediglich eine untergeordnete Rolle als Bestandteil von Currypulver, als billiger Safranersatz oder als Farbstoff in der Lebensmittelindustrie, etwa für Senf, Teigwaren oder Kurkuma-Reis.

Kurkuma sollte dunkel und nicht zu lange gelagert werden, da die Farbe bei Licht schnell verblasst und es an Aroma verliert. Vermutlich lässt auch die Wirkung nach, dazu gibt es allerdings keine detaillierten Studien.

Medizinische Wirkungen

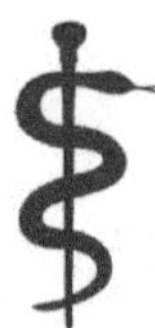 Kurkuma ist seit Tausenden von Jahren Bestandteil der traditionellen asiatischen und indischen Medizin. Das Gewürz kam im Mittelalter über die Seidenstraße nach Europa. Erst seit Kurzem wird die Heilkraft von Kurkuma auch in Europa medizinisch genutzt.

Dies vor allem dort, wo die europäische Medizin versagt, beziehungsweise hilflos im Nebel stochert. Mit Kurkuma gibt es Hoffnung. Kurkuma ist eine jahrhundertealte Medizin zur Behandlung von altersbedingten Krankheiten, denn die Wirkstoffe schützten die Körperzellen unter anderem vor Altersveränderungen. Kurkuma enthält bis zu 5% Curcuminoide. Der Kurkuma-Wirkstoff ‚Curcumin' gehört zum Jungbrunnen der Natur und gilt als Schlüssel zum Gesundbleiben.

Wichtig ist die begriffliche Unterscheidung zwischen Kurkuma und Curcumin. Die Bezeichnung „Kurkuma" bzw. Kurkuma-Pulver beschreibt die getrocknete und vermahlene Kurkumaknolle.

„Curcumin" beschreibt die Stoffgruppe der verschiedenen Curcuminoide, die Bestandteil des Kurkumapulvers sind. Der Curcumingehalt im Kurkumapulver bewegt sich je nach Ernte und Sorte zwischen 1% und 9%. Ich habe allerdings meine Zweifel, ob ein Kurkumapulver mit 9% Curcumingehalt noch als Bio-Produkt hergestellt werden kann. Im Biosektor ist mir eine solches Pulver noch nicht begegnet, darum gehe ich im Weiteren von Curcumingehalten von 1% bis 5% aus.

Die in allen Kurkumaarten enthaltenen gelben Farbstoffe, allen voran Curcumin, weisen u. a. krebshemmende, antioxidative und entzündungshemmende Wirkungen auf.

Curcumin wirkt durch die Hemmung der Enzyme Cyclooxygenase-2, Lipoxygenase und NO-Synthase entzündungshemmend. Die Verminderung von Entzündungen wird zugleich als Ursache der krebshemmenden Wirkung angenommen.

Die krebshemmende Wirkung ist in mehreren Untersuchungen belegt worden. Curcumin kann Darmpolypen zurückdrängen und damit Darmkrebs vorbeugen. Außerdem kann es die Bildung und Ausbreitung von Metastasen bei Brustkrebs hemmen. Zu diesen Ergebnissen kamen Wissenschaftler der Universität Houston in Texas in Experimenten mit Mäusen.

Die aus der Gelbwurz gewonnene Substanz könnte besonders wirksam in Kombination mit dem Wirkstoff Paclitaxel sein, einem gängigen Mittel bei der Behandlung von Brustkrebs.

Einige epidemiologische Studien zeigen zudem ein antikanzerogenes Potential und damit eine mögliche chemopräventive Wirkung bei Prostatakrebs.

Curcumin unterstützt offenbar auch die Knochengesundheit: Es senkt die Konzentration des RANK-Liganden im Knochenmark und hemmt die Entwicklung von Osteoklasten, die die Knochensubstanz abbauen. Curcumin reduziert dadurch nachweislich den Knochenabbau. Außerdem wirkt es dem, durch Östrogenmangel bedingten, Verlust der Knochendichte entgegen.

Des Weiteren werden Kurkuma und sein Extrakt Curcumin bei vielen anderen Erkrankungen erfolgreich eingesetzt. Ich verweise dazu auf das Kapitel „Praktische Anwendung".

Die oben beschriebene entzündungshemmende Wirkung ist ebenfalls der Hintergedanke, um Kurkuma bei der Therapie der Multiplen Sklerose (MS) einzusetzen. Die MS ist eine entzündliche Erkrankung des zentralen Nervensystems.

In meinem Falle kann ich berichten, dass ich seit der kontinuierlichen Einnahme von Kurkuma beschlossen habe, jegliche pharmakologische Basistherapie der MS nach 10 Jahren abzusetzen. Bislang haben sich keine weiteren Schübe oder Läsionen gebildet.

Dies ist leider kein valider Beweis, dass Kurkuma positiv im Rahmen der MS Basistherapie wirkt. Das Problem einer jeden MS Basistherapie ist, dass niemand genau weiß, wie die einzelnen Methoden wirken.

Auch weiß niemand bis heute präzise, wie die MS entsteht. Somit ist auch nicht genau klar, wie eine Basistherapie biologisch wirken müsste. Jede Basistherapie beruht ausschließlich auf statistischen Nachweisen, dass es gewirkt haben *könnte*. Ich kann nicht sagen, ob ich ohne pharmakologische Basistherapie oder ohne Kurkuma einen Schub gehabt hätte.

Nachweisbar jedoch ist, dass im Falle eines Schubes, also einer Entzündung, Kurkuma direkt hilft, die Entzündung abklingen zu lassen, ähnlich wie Weihrauch oder Wobenzym hochdosiert. Allerding mit dem Unterschied, dass Kurkuma hochdosiert wesentlich besser verträglich ist, als zum Beispiel Weihrauch.

Mir sind einige MSler bekannt, die durch den Einsatz von Kurkuma oder Weihrauch erfolgreich auf eine Kortison-Stoßtherapie verzichteten und somit auch keine Nebenwirkungen eines solchen „Kortison Stoßes" haben.

Alles vorher Beschriebene liest sich hervorragend, jedoch besteht das <u>Problem der Bioverfügbarkeit:</u>

Aufgrund eines ausgeprägten First-Pass-Effektes, also die biochemische Umwandlung während der ersten Passage des Wirkstoffes durch die Leber, ist die Bioverfügbarkeit von Curcumin gering. Dieses Problem habe ich im Kapitel „Wenn schon Curcumin, dann das besser verdauliche" genauer erläutert.

Untersuchungen konnten zeigen, dass sich in Kombination mit Piperin, einem Bestandteil des Pfeffers, die Bioverfügbarkeit von Curcumin beim Menschen um den Faktor 20 steigern lässt. Viele Publikationen sprechen vom Wirkstoff-Booster und schreiben, dass die Wirksamkeit um 2.000% gesteigert wird.

Das ist zwar mathematisch richtig, entspricht es doch dem Faktor 20, ist aber äußerst polemisch und verwirrend und eher der Rubrik *Werbeaussage* zuzuordnen. Trotzdem geistert diese Aussage durch fast alle Publikationen zum Thema. Sogar wissenschaftliche Artikel übernehmen diese Aussage und verwenden sie dann auch noch mathematisch falsch, so dass plötzlich Behauptungen von einer 2.000-fachen Wirkungssteigerung kolportiert werden. Das ist kompletter Unsinn!

Als ich mich dazu einmal an die Verfasserin einer solchen wissenschaftlichen Publikation gewandt habe, bekam ich die folgende Antwort:
„Lieber Herr Mueller,
sorry fuer das Mishap, richtig ist natuerlich 20fach.
Es tut mir sehr leid, aber eine Korrektur ist erst bei der
naechsten Auflage moeglich."

Immerhin ist jetzt auch der Faktor 20 wissenschaftlich bestätigt.

<u>Wechselwirkungen:</u>

Bei gleichzeitiger Einnahme anderer Medikamente sollte beachtet werden, dass auch Wechselwirkungen mit anderen Wirkstoffen auftreten können.

In der traditionellen Medizin Indonesiens wird Kurkuma als Hauptbestandteil von Jammu, den traditionellen indonesischen Heilmitteln, gegen eine Vielzahl von Krankheiten, zur allgemeinen Stärkung des Immunsystems, sowie zur Prävention von Infektionen und Erkrankungen der Atemwege eingesetzt. In diesem Zusammenhang wird als Nebenwirkung über eine verstärkte Neigung zu Blutungen berichtet.

<u>Kurkuma sollte bei den folgenden Indikation nicht genommen werden.</u>

1. Bei Einnahme von Blut-Gerinnungshemmern.
    Kurkuma verändert nicht den "Quick" und den "PTT"-Wert, sondern nur den Gerinnungswert „Faktor VII". Dieser ist in Absprache mit dem Arzt/Labor zu testen und zu überwachen. Festzustellen ist aber, dass die Viskosität des Blutes, bei konstanter Einnahme von Kurkuma flüssiger wird.

    Kommentar eines Arztes bei der Blutabnahme im Krankenhaus:
    „Nehmen Sie bereits Gerinnungshemmer?
    Wieso?
    Ihr Blut hat eine vergleichsweise dünne Viskosität"

Ich verwies auf meine Kurkuma-Anwendung.

Besonders verblüfft war man, als die Standardlaborwerte zu den Standardgerinnungsfaktoren Normalwerte zeigten. Der Quick-Wert lag nach wie vor bei 100. Daraufhin musste ich erst einmal Aufklärungsarbeit leisten.

2. Bei Gallenwegeverschluss und Gallensteinen, da Kurkuma den Gallenfluss anregt.

   Bei bereits entnommener Gallenblase sind bei mir keine Probleme entstanden. Dies ist auch ein Thema, das in der Facebookgruppe oft nachgefragt wird, wobei auch hier nichts Negatives von den ca. 30.000 Mitgliedern berichtet wird.

3. Bei Magengeschwüren, da Kurkuma den PH Wert im Magen senkt.

<u>Kurkuma sollte bei den folgenden Indikationen mit Vorsicht genommen werden.</u>

4. Bei Diabetes.

   Diabetes ist keine direkte Kontraindikation. Kurkuma erhöht lediglich die Verfügbarkeit des körpereigenen Insulins, d.h. das eigene Insulin wirkt wieder besser und die Zuckerwerte sinken.

   Diabetiker sollten darum mit dem Beginn der Einnahme von Kurkuma, ihre Messintervalle deutlich erhöhen. Es muss auf jeden Fall kontrolliert werden, wie sich die Messwerte unter Kurkuma verändern, gegebenenfalls muss die Medikation angepasst werden.

In meinem Falle mit Diabetes Mellitus war es so, dass ich schon bei der Einführung von Kurkuma meine Metformin-Dosierung nach einer Woche halbieren musste. Heute unter Hochdosis, nehme ich überhaupt keine Diabetesmedikamente mehr.
Das Wenige, was noch nötig wäre, habe ich durch 2x täglich 2 g Zimt ersetzt.
Mein HbA1c Wert liegt - wenn ich nicht „sündige" - konstant bei 6,0 +/-.

5. Aufgrund mangelnder Studien sollten Schwangere, stillende Mütter und Kinder unter 12 Jahren Kurkuma nicht in therapeutischen Dosen einnehmen, sondern nur in Mengen, die zum Würzen üblich sind.

KURKUMA FÜR DIE THERAPIE AUFBEREITEN
- Grundlagen -

Wie vorangehend bereits erläutert, ist die Bioverfügbarkeit einzelner Bestandteile der Kurkuma eher gering, ganz besonders die der Stoffgruppe der Curcuminoide.

Allerdings ist dieser Effekt nur zu verzeichnen, wenn man das Kurkumapulver isoliert betrachtet und pur einnimmt. Ein Verfahren, welches in der ayurvedischen Erfahrungsmedizin überhaupt nicht vorkommt und auch nicht vorgesehen ist.

Die Basisanwendung in Indien ist die Beimengung von Kurkuma in der täglichen Essenzubereitung. Hier gewinnt das Currypulver ein besonderes Gewicht in der indischen Küche.

Curry, das Gewürz als Therapeutikum

Curry ist kein Gewürz, Curry ist eine Gewürzmischung.
Im Curry ist außer Kurkuma immer Koriander, Kreuzkümmel und Bockshornklee enthalten und je nach Region auch Ingwerpulver, Knoblauchpulver, Fenchel, Zimt, Nelken, grüner oder schwarzer Kardamom, Senfkörner, Muskatnuss, Muskatblüte, Paprikapulver, Cayennepfeffer (entscheidend für die Schärfe des Currys) und Salz.

Ein Standardrezept für Currypulver gibt es nicht - es kann im Einzelfall bis zu 36 Gewürze enthalten und wird in jeder indischen Familie individuell gemischt.
Die gelbe Farbe aber stammt immer vom Curcumin im Kurkuma-Pulver.

In der Curry-Gewürzmischung ist außer Kurkuma auch schwarzer Pfeffer enthalten. Wie vorher beschrieben, erhöht der Inhaltsstoff Piperin die Resorption des Kurkumawirkstoffs Curcumin um das 20-Fache.

Die jahrhundertealte Tradition, Kurkuma mit schwarzem Pfeffer und anderem zu mischen, beruht auf der empirischen Beobachtung der besseren Wirksamkeit der Mixtur im Vergleich zu reinem Kurkumapulver. Wer also vom Kurkumawirkstoff profitieren will, muss das Pulver mit einer Prise schwarzem Pfeffer versehen, mit Ghee oder Sacha-Inchi-Omega-Öl mischen und gut einspeicheln. Es funktioniert aber auch genauso mit anderen nativen Biofetten, die etwas leichter zu beschaffen sind.

Auch in deutschen Supermärkten kann man Currypulver kaufen. Welche genaue Zusammensetzung es hat und ob es dem eigenen Gusto entspricht, sei einmal dahingestellt.
Man kann auch eigenes Currypulver herstellen, je nach eigenem Geschmack und Bedarf. Das selbst hergestellte Currygewürz ist ein vollkommen anderes Geschmackserlebnis, als das fertig Gekaufte.

Von meinem Kochkollegen, Jörg Heilemann (glatzkoch.de), habe ich im Folgenden ein kleines Grundrezept für ein mittelscharfes Curry, das man erst einmal überall verwenden kann. Wenn man es höher dosiert, merkt man auch mehr davon. Geschmacklich ist es nicht mit den fertigen Gewürzmischungen, die man im Supermarkt bekommt, zu vergleichen. Hier steckt deutlich mehr Geschmack und eine Fülle von Aromen drin.

Zutaten:
      2 Esslöffel Kreuzkümmelsamen
      2 Esslöffel Bockshornkleesaat
      2 Teelöffel Senfkörner
      1 Esslöffel Pfefferkörner (schwarz)
      8 Esslöffel Korianderkörner
      1 Esslöffel Mohnsamen
      1 Esslöffel gemahlener Ingwer
      2 Esslöffel Chilipulver / Cayennepfeffer
      4 Esslöffel Kurkuma

Alle Körner, inklusive Mohnsamen einzeln in einer Pfanne trocken leicht anrösten, damit sich alle Aromen voll entfalten können. Die Küche duftet dabei wie ein orientalischer Gewürzbasar.

Nach dem Anrösten jede Komponente einzeln vermahlen. Zum Vermahlen kann man eine Kaffeemühle, eine Gewürzmühle oder auch den Mahlaufsatz eines Pürierstabes verwenden. Wenn das alles nicht zur Hand ist, geht es auch mit einem Mörser.

Nach dem Mahlen alle Komponenten gut vermischen und fertig ist das eigene Currypulver.

In einem luft- und lichtdichten Gefäß ist es drei Monate haltbar. Sicherlich auch länger, aber es verliert über die Zeit an Geschmack.

Es soll aber auch gar nicht alt werden, sondern jetzt sollte man ganz schnell, ganz viele Rezepte mit Curry kochen, um dabei festzustellen, wie lecker die selbst gemachte Gewürzmischung im Vergleich zu gekauftem Currypulver schmeckt.
Der Geschmack ist toll.

Da das Curry zügig verbraucht werden sollte, sind die Mengen im Grundrezept eher gering gehalten.

Variieren kann man das Grundrezept mit folgenden Ergänzungen:

Knoblauchpulver,
Süßholzwurzel,
Selleriepulver,
Piment,
Muskat,
Kardamom (grün oder schwarz),
Nelke,
Paprikapulver (dann wird das Pulver rötlich).

Kurkuma für den täglichen Einsatz aufbereiten

Im Gegensatz zur indischen Küche, findet Kurkuma in der westlichen Küche kaum oder gar keine Anwendung. Auch der dauernde Verzehr von Currypulver ist kein geeigneter Lösungsansatz, auch wenn es selbst gemacht ist.

Hierzu gibt es zwei ayurvedische Klassiker und eine von mir weiter entwickelte Zubereitung.

Der Klassiker die „Goldene Milch", ist die ad hoc Zubereitung des Kurkumapulvers mit Pfeffer, Milch (als Fett) und anderen Gewürzen als Geschmacksträger. In der Goldenen Milch sind die wesentlichen Komponenten enthalten, die Kurkuma bioverfügbar machen. Nachteilig ist nur, dass die „Goldene Milch" nur äußerst bedingt auf Vorrat zu produzieren ist (Rezept im Kapitel „Die drei wichtigsten Rezepte").

Besser für die Bevorratung und den universellen Einsatz ist der zweite Klassiker, die „Golden Paste". Die klassische „Goldene Paste" setzt sich zusammen aus Kurkumapulver, schwarzem Pfeffer, Wasser und Ghee (geklärte Butter). Die Paste wird unter Erhitzen hergestellt und ist abgefüllt in Marmeladengläsern, auch eingefroren, mehrere Monate haltbar.
Die Paste selbst kann jederzeit in jeder Speise, jedem Getränk oder pur verwendet werden. Die Dosieranleitung auf Basis der „Goldenen Paste" befindet sich im letzten Kapitel (Rezept im Kapitel „Die drei wichtigsten Rezepte").

In der ayurvedischen Medizin ist die Hochdosierungsanwendung von Curcumin nicht bekannt. Ebenso ist die isolierte Anwendung von Curcumin unbekannt. Jedoch möchte ich die Forschungsergebnisse der europäischen Medizin in Bezug auf Kurkuma nicht negieren oder unberücksichtigt lassen. Im

Grunde gilt auch hier nicht „Entweder/Oder", sondern idealerweise beide Methoden sinnvoll miteinander zu kombinieren. So ist im Übrigen auch die Dosiertabelle im letzten Kapitel zu verstehen: Als Anleitung für die Kombination beider methodischen Ansätze.

Historisch betrachtet ist es so, dass einige Krankheiten, wie z.B. die Multiplen Sklerose in der asiatischen Medizin unbekannt waren. Erst in den letzten Jahrzehnten manifestieren sich diese Krankheiten auch in diesen Kulturkreisen. Dies bedeutet allerdings auch, dass zu diesen „modernen" Krankheiten keine Erfahrungen vorliegen.

Für eine Hochdosisanwendung hat die „Goldene Paste" einen zu geringen Curcumingehalt. Die erforderlichen Mengen, die täglich zu verzehren wären, sind – je nach Dosisanforderung – schon fast eine komplette Mahlzeit.

Um nun nicht zwingend gänzlich auf Kapseln mit reinem Curcumin ausweichen zu müssen, bzw. die Kapseln zusätzlich zur Einnahme der Goldenen Paste zu verzehren, habe ich die „Goldene Powerpaste" entwickelt. Im Grunde ist es eine „Goldene Paste", die mit reinem Curcumin kontrolliert angereichert ist.

Kontrolliert bedeutet, dass die ‚Powerpaste' immer 12% Curcumin enthält. Ja nach Gehalt des verwendeten Kurkumapulvers wird das Curcumin bis zu einem Gehalt von 12% passend ergänzt.

Die vier großen Vorteile sind:

- Genaue Dosierung durch den fest definierten Curcumingehalt
- Es kann auf teure Zusatzprodukte in Kapseln verzichtet werden.
- Die zu verzehrenden Mengen betragen nur noch ¼ des Volumens, die sonst mit der reinen „Goldenen Paste" zu verzehren wären.

- Eine Symbiose aus der traditionellen ayurvedischen Anwendung und der europäischen pharmakologischen Methodik.

Allen Rezepten gemeinsam ist das Erwärmen bzw. Erhitzen. Dieser Vorgang ist insofern wichtig, als dass durch das Erhitzen die Bitterstoffe der Kurkuma weitestgehend eliminiert werden, die wasserlöslichen Stoffe bereits zu einem Teil gelöst werden und sich in der Paste befinden, sowie die fettlöslichen Stoffe aus dem Pulver teilextrahiert sind. All das trägt zu einer besseren Verdaulichkeit und somit zur besseren Bioverfügbarkeit bei.

In einem späteren Kapitel „Die westliche Medizin entdeckt Kurkuma" erläutere ich, wie die europäische Medizin Kurkuma entdeckt und versucht, es pharmakologisch nutzbar zu machen. Auch hier ist der Hang erkennbar, nur einzelne Bestandteile zu extrahieren, isoliert zu betrachten und zu verabreichen.

Aus dem vorher Beschriebenen wird schon deutlich, dass es nahezu sinnlos ist, Kurkumapulver pur zu verzehren, bzw. dieses fertig verkapselt zu kaufen. Am Ende ist das nur ein Auswuchs des aktuellen Hypes um Kurkuma.

Bei der häufig geführten Grundsatzdiskussion wie das Kurkuma am besten einzunehmen sei, ziehe ich mich im Zweifelsfalle auf die ayurvedischen Grundlagen zurück. In der ayurvedischen Erfahrungsmedizin wird Kurkuma niemals pur als Pulver verabreicht, geschweige denn das extrahierte Curcumin!

PRAKTISCHE ANWENDUNG
als Therapeutikum

Kurkuma ist bei den folgenden Krankheiten ein wirksamer therapeutischer Begleiter:

Magen-Darm-Erkrankungen
- Verdauungsstörungen
- Gallenblasendysfunktion
- Reizdarm-Syndrom mit Verstopfung
- Fettstoffwechselstörungen

Entzündliche Erkrankungen
- Morbus Crohn
- Colitis
- Ulzeröse Proktitis
- Gallenblasenentzündung
- Magen-Darm-Geschwüre
- Rheumatoide Arthritis
- Arthrose
- Entzündliche Pseudotumoren im Auge
- Multiple Sklerose

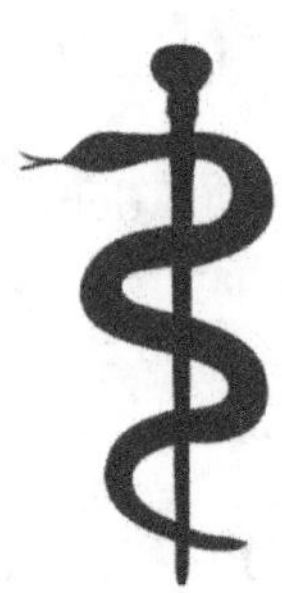

Hauterkrankungen

- Vitiligo
- Psoriasis
- Akne

Krebserkrankungen

- im Darm
- im Mund
- in der Bauchspeicheldrüse
- in der Brust
- in der Prostata
- im Knochenmark
- Multiples Myelom
- in der Lunge
- im Kopf-Hals-Bereich
- Milderung der Begleiterscheinungen bei der Chemo- und Bestrahlungstherapie

Neurodegenerative Erkrankungen

- Alzheimer Erkrankung
- Dejerine-Sottas-Syndrom

Kardiovaskuläre Erkrankungen

- Arteriosklerose
- Akutes Koronarsyndrom

Metabolische Erkrankungen

- Diabetes mellitus
- Diabetische Nephropathie
- Diabetische Mikro Angiopathie

Schmerzlinderung

- Degeneratives Rheuma
- Neuropathische Schmerzen
- Postoperative Schmerzen
- Äußere Anwendung zur Wundheilung und Schmerz-
  linderung

Sonstige

- Depressionen (Stimmungsaufhellend)
- Therapie von Angststörungen
- Epilepsie und andere neurodegenerative und neu-
  ropsychiatrische Erkrankungen
- AIDS
- Tuberkulose
- Chronische Arsenvergiftung

Zur Dosierung für die jeweilige Therapie, verweise ich auf die Dosiertabelle im letzten Kapitel.

Vorbeugend kann Kurkuma eingesetzt werden für:

- Stimulierung des Gallenflusses
- Schutz der Leberzellen gegen Giftstoffe
- Antimikrobielle Wirkung
- Knorpel protektive Wirkung
- Anti oxidative Wirkung
- Wohlstandssyndrom
- Steigerung der Gedächtnisleistung
- Begleitung bei einer „Entgiftungskur"

Kurkuma wird auch gerne und erfolgreich äußerlich und
kosmetisch eingesetzt:

- Zahnpflege
- Gesichtsmasken
- Wundheilung

Persönliche Erfahrungen

Nachdem ich realisiert hatte, wie breitbandig die Wirkung
von Kurkuma ist, habe ich begonnen meine sämtlichen
Krankheiten und Zipperlein mit Kurkuma zu behandeln.
Meistens mit Erfolg.

Kurkuma & Wundheilung

Hervorgerufen durch den Diabetes habe ich eine vermin-
derte Wundheilung. Gelegentlich habe ich offene Risse in der
Hornhaut meiner Füße. Diese verheilen nur sehr langsam
oder fast gar nicht.

Also habe ich begonnen diese Risse und auch andere
Wunden mit Kurkuma zu behandeln. Dazu gebe ich einfach
eine ureahaltige Salbe auf ein größeres Pflaster, streue darüber
Kurkumapulver und klebe es auf die Wunde. Das
Pflaster habe ich zweimal täglich gewechselt. Nach
einer Woche ist die Wunde, der Riss, verheilt. Nebenbei sind die Schmerzen der Wunde kaum noch wahr-
nehmbar.

Kurkuma & Psoriasis

Bevor eine käufliche Salbe mit Curcumin im Markt verfügbar war, habe ich meine Flechten ebenfalls mit der oben beschriebenen Mischung behandelt. Ich habe die Salbe, die ich für die Schuppenflechte verwendet habe, mit der halben Menge Kurkumapulver vermischt und mehrmals täglich auf die Flechten aufgetragen. Der relativ unmittelbare Effekt war, dass die Schmerzen der offenen Stellen gelindert und das Jucken gemindert wurden. Nach ein paar Tagen, je nach aktueller Intensität der Psoriasis, begannen die Flechten zu heilen. Verschwunden sind sie nicht, die Rötungen blieben und die Haut wurde Kurkumagelb.

Ein nicht unbedingt ideales Ergebnis, aber immerhin: Es hat Linderung verschafft und die Psoriasis ist nicht weiter eskaliert.

Kurkuma & Diabetes Mellitus

Wie bereits beschrieben, konnte ich selbst bei der Normaldosis „Goldene Paste" eine deutliche Senkung meiner Blutzuckerwerte feststellen. Als ich begonnen habe die Hochdosierung anzuwenden, sind die Messwerte derart gesunken, dass ich auf die Einnahme von Metformin und Novonorm vollständig verzichten konnte.

So deutlich, dass man das Metformin ganz hätte absetzen können, war die Senkung allerdings nicht. Jedoch so niedrig, dass ich unter Berücksichtigung und Abwägung der Nebenwirkungen von Metformin doch darauf verzichtet habe. Trotzdem waren die Durchschnittswerte noch zu hoch, um ganz auf jegliche Therapie zu verzichten. Zur Wahl standen entweder eine strenge Diät (und das mir als Genussmenschen) oder ein anderes Therapeutikum.

Nach einiger Recherche bin ich auf Zimt gestoßen. Zimt senkt unmittelbar den Blutzuckerspiegel. Eine befreundete Diabetikerin und ich haben es ausprobiert und es funktionierte messbar sofort!

Allerdings nicht in einer geringen Gewürzdosierung. Die Dosis muss 1-2 g je Mahlzeit betragen damit eine signifikante Senkung des Blutzuckerspiegels eintritt. Zu jedem Gericht 1-2 g Zimt zu sich zu nehmen, ist jedoch mindestens eine geschmackliche Herausforderung. Die Lösung ist die Verkapselung des Zimtpulvers. Hier ist es allerdings wichtig den „richtigen" Zimt zu verwenden.

In Frage kommt ausschließlich Ceylon Zimt (Cinnamomum verum), der aus Sri Lanka stammt. Der ebenfalls gehandelte Cassia-Zimt, der aus der Rinde des chinesischen Zimtbaums (Cinnamomum aromaticum) stammt, ist für die Therapie ungeeignet. Dieser enthält einen hohen Anteil Cumarin, das bei hohen Dosierungen toxisch auf Leber und Nieren wirkt. Bei einigen Anwendern kann Zimt auch allergische Reaktionen auslösen.

Auf die Methode der Verkapselung gehe ich später noch detaillierter im Kapitel „Selber Kapseln" ein.

In der Kombination mit Kurkuma, Zimt und einer achtsamen Ernährung ist der Blutzucker in unbedenklichen Höhen zu halten.

Kurkuma & Asthma

Ich fand auch einige Studien, in denen ausgearbeitet ist, dass Kurkuma bei der Linderung von Asthma unterstützend helfen kann.

Hierzu muss man wissen, dass es die verschiedensten Arten von Asthma gibt. Bei meiner Variante, dem allergischen Asthma, habe ich keine Verbesserung feststellen können. Insofern bin ich hier weiterhin auf die entsprechenden Sprays angewiesen.

Kurkuma & Multiple Sklerose

Die schon beschriebene entzündungshemmende Wirkung ist der Grund, Kurkuma zur Therapie bei Multipler Sklerose (MS) einzusetzen.

Es sind wenige Studien verfügbar, die sich mit Kurkuma und Multipler Sklerose auseinandersetzten. Und wenn, dann bisher nur im Rahmen der Grundlagenforschung. Im Grunde aber gilt, dass Curcumin generell entzündungshemmend wirkt. Die Forschung hat belegt, dass das Protein Gilz bei entzündlichen Prozessen eine relevante Rolle spielt.

Bei einer Entzündung bauen die Immunzellen das Protein ab. „Gilz geht, die Entzündung kommt".

Durch Curcumin wird, genauso wie mit Kortison, dieses Proteins vermehrt produziert und dämmt die Entzündungen ein. Kortison Präparate indizieren zwar die Gilz-Produktion in der Zelle, führen jedoch auch zu Veränderungen der Zelle selbst und haben nicht unerhebliche Nebenwirkungen. Curcumin ruft eine dem Kortison ähnliche Wirkung in der Zelle hervor, ohne jedoch die Zellprozesse zu beeinflussen.

Wie vorher beschrieben, bin ich seit 2017 vollkommen frei von Medikamenten die MS betreffend. Ich kann keine besondere Verschlechterung meines Zustandes feststellen. Positiv ist, dass ich nun auch nicht mehr mit den Nebenwirkungen der MS Medikamente leben muss. Mein Magen-Darm-Trakt war durch diese Medikamente nahezu ruiniert. Es hat mich fast ein Jahr gekostet, wieder eine geregelte Verdauung aufzubauen.

Ob Kurkuma nun direkt bei der Schubprävention hilft oder nicht, bleibt abzuwarten, aber ich bin nunmehr frei von Nebenwirkungen und das betrachte ich als vollen Erfolg.

Sicher ist, dass ich die Hochdosis weiter steigern werde, wenn die MS wieder mit Entzündungen „durchstartet".

Kurkuma & Chemotherapie
Unser Gruppenmitglied „Elly Pirelly" berichtete fortlaufend von der Wirkung von Kurkuma während ihrer Chemotherapie.

Die Posts und Kommentare sprechen für sich:

„Ich bin seit Oktober an Brust-Lymphkrebs erkrankt, bzw. ich weiß es seit Oktober. Habe sofort mit einer heftigen Chemo anfangen müssen. Die ersten beiden Male waren ganz schlimm, besonders die 2te. Ich habe gedacht, ich sterbe an den Nebenwirkungen. Von Übelkeit, Kopfschmerzen, schlimme Gelenkschmerzen, so dass ich nicht mal allein auf die Toilette konnte. 5 Tage lang, nach der Chemo war ich nur bettlägerig, was mich unheimlich depressiv gemacht hat.
Dann bin ich auf Kurkuma gestoßen und habe gedacht, schlechter kann es mir ja nicht gehen, also probiere ich es aus. Ich habe 9 Tage lang vor meiner nächsten Chemo die goldene Milch 2mal am Tag getrunken.

Dann kam der unerwünschte Tag. Die Chemo lief durch meinen Körper und da fiel mir schon auf, dass ich nicht sofort müde und schlapp wurde. Zuhause angekommen, fiel ich nicht wie gewohnt ins Bett, sondern hatte richtig Hunger. Bin sogar einkaufen gegangen und habe selber gekocht. Meine Familie war total erstaunt und fragten mich sogar, ob ich an dem Tag keine Chemo bekam. Es ging mir super, sogar so gut, dass ich am Abend mit Freunden noch was trinken gegangen bin. Die Gelenkschmerzen waren nur noch wie leichter Muskelkater. Meine Blutwerte waren super und es ging mir richtig gut. Hatte sogar komplett auf Ibuprofen verzichten können, was schier unmöglich war die Male zuvor. Seitdem nehme ich es regelmäßig und auch die 4te Chemo habe ich top vertragen."

2 Wochen später:

„Hallo Ihr Lieben, einige hatten ja mitbekommen, dass ich Kurkuma für mich entdeckt habe, um den Nebenwirkungen der Chemo entgegen zu kommen. Nun seit 2 Wochen bekomme ich eine andere Chemo, wöchentlich, welche andere Nebenwirkungen hat als die erste (EC). Unter anderem, Übelkeit, Schleimhautentzündungen, Abfallen der Finger-Fußnägel, Müdigkeit, Kraftlosigkeit, Zahnfleischbluten und Appetitlosigkeit.

Ich habe heute die 2te hinter mir, immer noch in Begleitung von Kurkuma. Was soll ich sagen, meine Blutwerte sind super, ich bin nach der Chemo nach Hause gelaufen, dann einkaufen gewesen und zuhause habe ich gekocht. Es geht mir richtig gut „toi toi toi".

Ich hatte lediglich kurz Schmerzen in den Fingerkuppen, während der Chemo lief, aber das war dann nach der Infusion auch weg. Ich nehme 3-mal am Tag 200 ml Saft-Schorle mit 1 Tl gehäufter Kurkuma, 1Tl Öl 1 Prise Pfeffer und 1Tl Gerstengras (für das Haar)."

Weitere Wochen später:

„Hatte heute meine Chemo, alles lief soweit gut, bis dass die Schwester mir schmerzhaft in den Port reingedrückt hat.
Meine Blutwerte sind super, alles läuft nach Plan. Dann bin ich rüber in die Klinik und habe erstmal gechillt zu Mittag gegessen. Stunde später war ich mit Mammographie und Ultraschall dran.
Das Ergebnis: Der Krebs hat sich von 2,8cm auf 0,5 cm reduziert. Ob es überhaupt noch der Tumor ist oder nur noch Narbengewebe, ist noch unklar, denn die Drahtmarkierung, die ich damals gesetzt bekam liegt quasi neben diesem Gewebe.
Der Tumor in der Lymphe war gar nicht mehr zu sehen! Die Ärztin meinte, dass es für so kurze Zeit ein tolles Ergebnis ist und gefragt, wann meine letzte Chemo war. Hab gesagt „vorhin", sie war ganz baff und fragte mich, was ich mache, dass es mir so gut geht und dass die Tumore sich so schnell zurückgebildet haben.
Habe ihr dann von Kurkuma erzählt. Sie sagte nur, dass sie nie einen Patienten hatte, die Kurkuma nimmt, aber wortwörtlich kam noch hinzu ‚Egal WAS Sie machen, machen Sie weiter denn Sie sind auf dem richtigen Weg'. So, ich laufe jetzt nach Hause, trinke mein KURKUMA, leg mich eine Stunde hin und dann geh ich auf Geburtstag."

Zwischendurch eine Gesichtsmaske:

„Kurkuma ist nicht nur zum Essen oder Trinken geeignet, sondern auch super gut für eine Gesichtsmaske.
Bevor ich erkrankte, hatte ich immer eine fettige Haut, die, je mehr ich Stress hatte, zu Pickeln und Mitessern geneigt war. Mit Beginn der Chemo, hatte ich zum Teil richtig dicken Pickel bekommen und am Kinn und an den Schläfen, ebenso wie an der Stirn, schuppige juckende Haut.
Nach Einnahme von Kurkuma bemerkte ich mit der Zeit, dass meine Unreinheiten immer weniger wurden. Mitesser, sowie Pickel konnte ich gar nicht mehr sehen. Zudem ging auch die schuppige Haut weg. Superschön dachte ich mir, wenn Kurkuma von innen so toll wirkt, dann bestimmt auch AUF der Haut als Maske.

Gedacht und getan habe ich mir eine Mischung gemacht.

- *1 EL Honig*
- *1 TL Kurkuma*
- *½ TL Kokosöl*

Kurkuma ist entzündungshemmend, das wissen wir ja alle mittlerweile, dazu kommt Honig, welcher antibakterielle Fähigkeiten besitzt und zum Schluss etwas Kokosöl da Kurkuma bekanntlich fettlöslich ist. Ich habe alles in ein kleines Schälchen getan und kurz (5Sek) in der Mikrowelle erwärmt.
Wirklich nur erwärmen!!
Dann auf die gereinigte Haut auftragen. Am besten mit Handschuh da es schnell abfärbt.
15-20 Minuten drauflassen und mit warmem Wasser abwaschen.

Ich empfehle es Allen die mit Problem „Haut" zu kämpfen haben wie Akne, schuppen Pickel etc.

Gerne die Maske auch komplett auf die Lippen geben, besonders wenn die rissig, spröde sind. Und keine Angst, dass ihr gelb im Gesicht werdet. 2-3mal waschen, dann ist es weg. Viele sprechen mich wegen meiner Haut mittlerweile an, warum die so toll aussieht. Denn nun glänzt meine Haut vor Reinheit und nicht wegen Fett."

Wieder etwas später:

„Gestern meine 9. Chemo gehabt und alles super gelaufen. Heute morgen aufgestanden, mit Kurkuma und Kokosöl die Zähne geputzt damit ja keine Aphten entstehen durch die Chemo, dann die Kurkuma-Maske draufgeklatscht, biss'l Farbe noch extra ins Gesicht geschmiert und jetzt mein Kurkuma - Gerstengrasmischung mit Saft bzw. Apfelsaft verdünnt mit Wasser."

Zwei Wochen weiter:

„Ich hatte gestern meine 11.te Chemo und mir geht es gottseidank wieder mal sehr gut. Langsam, aber sicher neigt sich das dem Ende zu.

....

Da ich ja am ganzen Körper alle Haare verloren habe und die mal hier und da wieder nachwachsen, gibt es einige Haarfollikel, die den Ausgang nicht finden. Somit hatte ich 2 Stellen, bzw. Verdickungen, wo ein Haar eingewachsen war. Seit letzter Woche. Was auch etwas schmerzte, so bald da Stoff dran kam. Hatte es gestern der Ärztin gezeigt und sie meinte, ich soll es beobachten und wenn es sehr anschwellen sollte, ab zum Chirurgen aufschneiden lassen.

Zuhause hab' ich mir gedacht, versuch es mal mit Kurkuma, vielleicht nimmt es die Entzündung etwas weg. Habe mir halben Teelöffel Kokosöl und halben Teelöffel Kurkuma zusammengemischt, auf die Stelle gegeben, Mullbinde draufgelegt und bis heute morgen so gelassen. Ich war heute morgen so verblüfft, denn die Schwellung war komplett weg und als ich so über die Stelle mit der Hand berührte tat es auch nicht mehr weh. Lediglich die blaurote Verfärbung, mit dem Gelb vom Kurkuma dazu. Ich bin meeega beeindruckt. Also, für diejenigen, die mit sowas ein Problem haben, probiert es mal aus.“

Anwendung bei Tieren

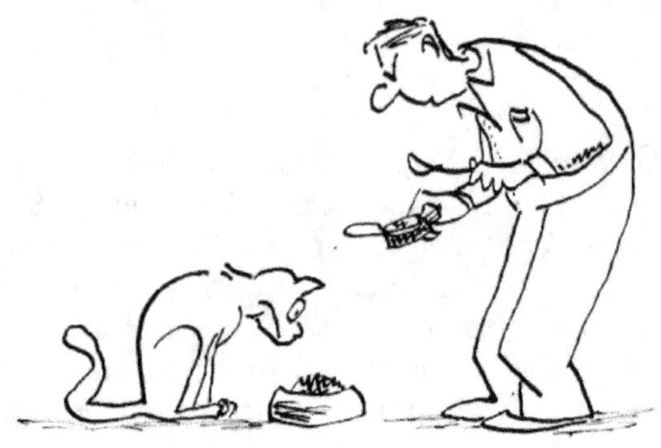

Auch bei Tieren ist die Anwendung von Kurkuma oft angezeigt und erfolgreich.

Durch die generelle entzündungshemmende Wirkung ist Kurkuma ebenso erfolgreich und breitbandig bei unseren Haustieren einzusetzen.
Die Dosierung ist jedoch geringer oder auch höher, je nach Lebendgewicht des Tieres.

Ein pragmatischer Ansatz aus einer australischen Facebook Gruppe lautet wie folgt:

In der Dosiertabelle werden die entsprechenden Mengen für einen Menschen mit einem Durchschnittsgewicht von 80 kg angegeben.
Für das Tier würde ich die, in der Tabelle angegebene, Menge nehmen und durch den Faktor Gewicht teilen, bzw. vervielfachen.

<u>Beispiele:</u>

Hund: 20 kg Gewicht
Mensch: 80 kg Gewicht => 80/20=4
    Arthritis, Empfohlene Dosierung => 3,3 TL
    Für Hunde: 3,3 TL / 4 = ca. 1 TL /Tag

Pferd: 600 kg Gewicht
Mensch: 80 g Gewicht => 600/80=7,5
    Arthritis, Empfohlene Dosierung => 3,3 TL
    3,3 TL * 7,5 = 24,75 TL oder ca. 6 EL /Tag
    (Übrigens: Pferde lieben die Paste!)

DIE WESTLICHE MEDIZIN
ENTDECKT KURKUMA
- FLUCH UND SEGEN -

Hype oder nicht, die europäische Medizin hat bereits vor Jahren begonnen sich mit Kurkuma auseinanderzusetzen. Auseinandersetzen bedeutet in diesem Zusammenhang, dass die meisten wissenschaftlichen Untersuchungen die Frage nach der spezifischen Wirkung des Curcumin in Bezug auf diverse Fragestellungen, wie Wirksamkeit, Verträglichkeit und therapeutische Effekte ergründen.

Auch hier ist wieder die Neigung westlicher Wissenschaft erkennbar, den vermeintlichen Hauptwirkbestandteil einer Naturmedizin zu isolieren und zu untersuchen. Letztlich wird bei einer pharmakologischen Aufbereitung meistens eben nur dieser Wirkstoff isoliert und verabreicht.

So auch hier!

Die Begründung:
Um eine Vergleichbarkeit innerhalb der Studien und zwischen den verschiedenen Studien herzustellen, reduziert man die Untersuchungen auf einen Wirkstoff der Knolle. Ansonsten wäre nicht messbar und nachweisbar, welcher Wirkstoff welche Wirkung erzielt hat.

Curcumin, einer der vielen Bestandteilen des Kurkumapulvers, ist somit das Objekt der wissenschaftlichen Begierde.

Mittlerweile gibt es jedoch Untersuchungen aus anderen Bereichen der Naturmedizin, die den sogenannten „Entourage Effekt" beschreiben.

In der Entourage-Forschung heißt es, dass die gesamten Inhaltsstoffe der Heilpflanze, also ALLE in der Knolle Vorhandenen, ein breiteres Wirkspektrum besitzen, als die Summe der isolierten Inhaltsstoffe.

Zu dieser Erkenntnis ist der bekannte Forscher Dr. Ethan Russo gekommen, der schon seit vielen Jahren das Wirkspektrum von Heilpflanzen untersucht.

In seinen Studien hat er ausgeführt, wie sich die Inhaltsstoffe aus der jeweiligen Heilpflanze wirkverstärkend aufeinander auswirken können und die Wirksamkeit der gesamten Pflanze höher ist, als die Addition der Einzelwirkungen der Inhaltsstoffe.

Auch diese Forschung bestätigt die mehr als tausendjährige Tradition der Ayurveda Medizin, Kurkuma vollständig und in Verbindung mit Fett und Pfeffer zu verabreichen.

Dazu ein kleiner Ausflug in die Inhaltsstoffe des Kurkumapulvers.

Das Kurkumapulver ist die getrocknete und vermahlene Knolle der Kurkumawurzel.

Wichtigster Bestandteil sind die Curcuminoide. Zu diesen gehören neben Curcumin auch Demethoxycurcumin, Bisdemethoxycurcumin und Cyclo Curcumin (Curcumin I bis IV). Diese Mischung wird als Curcumin bezeichnet.

Der Anteil der Curcuminoide ist sortenabhängig. In der Medizin sollte am besten ausschließlich die Sorte ,Curcuma Longa' in Bioqualität Verwendung finden. Diese Sorte besitzt den höchsten Anteil an Curcuminoiden mit einem Gehalt zwischen 3-5% im Pulver. Bei schlechten Ernten kann der Gehalt auch unter 3% sinken. Der Curcumingehalt im Kurkumapulver sollte auf jeden Fall auf der Packung vermerkt sein, bzw. beim Hersteller validiert werden. Ansonsten ist eine auf Curcumin basierte Dosisplanung nicht möglich.

Woraus besteht nun der Rest?
Ist das nur Füllmasse?
Nein!

Bisher wurden in Kurkuma über 90 aktive Inhaltsstoffe entdeckt, manche mit überlappender biologischer Aktivität.
Zu den weiteren Inhaltsstoffen gehören ätherische Öle und Reservestoffe, wie Stärke.

Auf der folgenden Seite eine kleine Auflistung der Inhaltsstoffe, sortiert nach Fett- und Wasserlöslichkeit. Die Sortierung besitzt insofern Relevanz, als dass sie im Weiteren verdeutlicht, warum Kurkuma besser in zubereiteter Form eingenommen werden sollte.

Fettlösliche Inhaltsstoffe

- Vitamine A und E
- Resin und Turpethin, eine fettige Substanz in der Wurzel, mindern Schmerzen und Entzündung
- Ätherische Öle mit Turmeron und Zingiberen
- Mehrere Carotinoide, Xanthophyllite und Carotine, kenntlich durch ihre leuchtende gelbe, orangene und rote Farbe
- Cineol und andere Monoterpene
- Eiweiß
- Alpha-Pinen, Alpha-Terpineol, Azulen, Beta-Carotin, Borneol, Caryophyllen, Zimtsäure, Eugenol, Guajakol, Linalool, Limonen, p-Cymol, Vanillin Säure, Phellandren, Sabinen

Wasserlösliche Inhaltsstoffe:

- Vitamine C, B1, B2 und B3
- Mineralstoffe Kalzium, Eisen, Phosphor, Chrom, Mangan, Kalium, Selen, Zink.
- COX-2-Hemmer (Schmerzmittel), die die Körperfunktion nicht beeinträchtigen. COX-1 findet sich in Aspirin und anderen entzündungshemmenden Medikamenten.
- Stärke
- Kaffeesäure, p-Cumarinsäure, Turmeron

Jeder Inhaltsstoff für sich ist gleich mehrfach gesund, aber sie wirken insbesondere synergetisch zusammen, sodass die gesamte Heilpflanze wirksamer ist, als jeder isolierte Inhaltsstoff.

Aus der Liste der Inhaltsstoffe wird deutlich, warum die Anwendung des gesamten Pulvers, wie z.B. in der Zubereitung der „Goldenen Paste", sinnvoller ist, als der Einsatz von Kapseln mit reinem Curcumin.

Die Frage, ob in die Goldene Paste überhaupt Wasser gegeben werden muss, die zwischen den Anwendern oft diskutiert wird, beantwortet sich bereits aus der Liste der Inhaltstoffe. Die „Goldene Paste" nur mit Fett (z.B. Ghee) angesetzt, verwirft die wasserlöslichen Anteile zugunsten einer längeren Haltbarkeit.

Das Erhitzen, die Zugabe von Wasser und nach dem Kochvorgang die Zugabe von Fett hat mehrere Effekte:

- Das Pulver quillt auf
- Die Bitterstoffe lösen sich größtenteils auf
- Die wasserlöslichen Stoffe gehen in das Wasser über
- Die fettlöslichen Bestandteile gehen teilweise in das Fett über

Das Ergebnis ist eine wesentlich höhere Bioverfügbarkeit als Pulver allein oder Kapseln.

Weiterhin weiß ich aus der jahrelangen täglichen Erfahrung, dass die Bevorratung der Paste die einfachste und bequemste Art ist, mehrmals täglich Kurkuma zu sich zu nehmen.

Weil bereits alles Notwendige in der Paste enthalten ist, kann man notfalls, wenn es schnell gehen muss, „eben mal so" auch einen Löffel pur einnehmen. Allzu oft macht man das allerdings nicht, weil die Paste pur, eine geschmackliche Herausforderung darstellt. Aber, es geht schnell.

Praxistipp: Am besten kann man den Nachgeschmack mit einem Schluck dunklem Beerensaft neutralisieren. Das „Warum" habe ich bislang nicht hinterfragt, aber es funktioniert.

WELCHES PULVER?
KURKUMA ODER CURCUMIN?

Unterschiede, Dosierung, Umrechnung, Wirkung.

Häufig gibt es Diskussionen, was nun besser sei, Kurkumapulver als „Goldene Paste" verarbeitet oder Kapseln mit Curcumin, bzw. Kurkuma.

Eines vorweg: Kurkumapulver in Kapseln kann man nehmen, ergibt aber weder aus ayurvedischer noch aus medizinischer Sicht Sinn. Es fehlt der Pfeffer, es fehlt das Fett. Zudem fehlt die Erhitzung, um das Pulver verdaulicher zu machen.

Weiterhin ist die Dosis je Kapsel zu gering. In eine Kapsel mit der Größe ‚0' passen ca. 0,4 g Pulver. Vor dem Hintergrund der geringen Bioverfügbarkeit des reinen Pulvers, müsste man schon deutliche Mengen an Kapseln zweimal täglich zu sich nehmen. Quasi eine Mahlzeit aus Kapseln.
Für mich ist es nicht vorstellbar, dreimal täglich eine Handvoll Kapseln zu schlucken.

Aus meiner Sicht sind das Abfüllen und der Vertrieb von Kurkumakapseln ohne die essenziellen Zusätze einfach nur ein Marketingauswuchs des aktuellen Kurkumahypes.

Was ist denn nun mit Kapseln, die mit reinem Curcumin gefüllt sind? Wo ist der Unterschied?

Curcumin ist nur ein, jedoch ein wesentlicher, Wirkbestandteil des Kurkumapulvers.
Der Gehalt an Curcumin schwankt zwischen 1% und 5%.
Daneben sind im Pulver noch andere Bestandteile enthalten, wie z.B. diverse ätherische Öle (5-7%) und noch einiges mehr.

In vielen medizinischen Studien wird in der Dosierung häufig auf mg (Milligramm) Curcumin Bezug genommen.
Die erste Frage, die häufig gestellt und diskutiert wird: Wieviel Gramm Kurkumapulver sind das?

Nähern wir uns der Frage systematisch:
1 Gramm (g) sind gleich 1.000 Milligramm (mg).
So weit so gut.

Wenn ich mir nun die Dosierungen in den einzelnen Studien ansehe, wie z.B. bei Morbus-Crohn, Colitis Ulcerosa oder in der Krebstherapie, dann wird hier mit einer Wirkstoffmenge von 1,4 g (1.400 mg) bis 3 g (3.000 mg) Curcumin je Tag gearbeitet.

Klingt erst mal harmlos.

Umgerechnet, bei einem Maximalgehalt von 5%, bei einer Dosierung von 3 g (3.000 mg) Curcumin am Tag, wären das 100 g Kurkumapulver am Tag.
Oder praktisch formuliert, ca. 12 Esslöffel am Tag!
Oder in Paste formuliert: 667g = ca. 55 TL! Das wären dann bereits zwei komplette Mahlzeiten.

Diese Tagesmenge Kurkumapulver kann man bestenfalls noch als sportlich bezeichnen!

Also müsste die Schlussfolgerung lauten:
Nur noch Kapseln mit reinem Curcumin nehmen.

Frage: Warum funktioniert die therapeutische Anwendung im Ayurveda und bei uns in der Gruppe trotzdem mit Kurkumapulver?

Außerdem habe ich noch von keinem Gruppenmitglied gehört, dass jemand 12 Esslöffel Kurkumapulver am Tag einnimmt.

Hier kommen jetzt der schwarze Pfeffer und das Fett ins Spiel. Pfeffer, bzw. das Piperin im Pfeffer, ist der Wirkkraftverstärker, der „Bioenhancer" des Curcumin und übrigens auch von Ibuprofen.

Der Piperinanteil im schwarzen Pfeffer liegt üblicherweise irgendwo zwischen 4,6 – 9,7 %. In den Publikationen wird immer von 2.000% Verstärkung gesprochen.
2.000 % heißt nichts anderes als, dass die Wirkung um den Faktor 20 (also 20-mal) gesteigert wird.
Dabei werden 20 mg Piperin auf 3.000 mg Curcumin gegeben.

Rechnerisch heißt das: Um die gleiche Wirkung, wie durch 3 g reines Curcumin (oder 100 g Kurkumapulver) zu erzielen, kann die oben angegebene Tagesmenge mit schwarzem Pfeffer von 100g auf 5 g Kurkumapulver (100/20) reduziert werden.

Übersetzt in Pulver heißt das:
Auf 100 g Kurkumapulver werden 0,4 g (1/2 TL) gemahlener schwarzer Pfeffer gegeben.
Da man aber in der Praxis nie so genau weiß, wieviel Piperin im schwarzen Pfeffer gerade enthalten ist, ist ein Verhältnis von 100g Kurkumapulver zu 1 g schwarzer Pfeffer (100:1) im Alltag der sicherste Weg.

Nicht zu verachten sind auch die weiteren, nennenswerten bioaktiven Bestandteile des schwarzen Pfeffers, wie z.B. Pellitorine, Guineesine, Pipnoohine, Trichostachine und Piperonal.

Funktioniert das auch mit weißem Pfeffer?
Weißer Pfeffer hat wegen der längeren Reifung sogar einen etwas höheren Piperingehalt, allerdings würde ich ihn niemals zur Herstellung der Pasten verwenden. Der Geschmack der Kombination Kurkuma und weißer Pfeffer ist nicht angenehm und wird als „seifig/muffig" wahrgenommen. Zudem hat der weiße Pfeffer geringere Mengen der sonstigen, oben genannten, bioaktiven Bestandteile.

Warum jetzt noch das Fett/Öl?

Die Bioverfügbarkeit aller Wirkstoffe im Kurkumapulver wird durch Zugabe von Fett um den Faktor 7-8 erhöht.
Dabei ergibt es Sinn, dass Fette/Öle verwendet werden, die aus ayurvedischer Sicht *gute Fette* sind. Entweder man nimmt Ghee, oder wie ich, native Öle, vorzugsweise Kokosöl.
Ich merke jetzt schon, wie der eine oder andere Leser bei dem Wort Kokosöl „zusammenzuckt". Es ist nicht regional, es ist kein gutes Fett. In einem späteren Abschnitt gehe ich auf das Thema „Fette" gesondert ein.

Ich verwende Bio-Kokosöl, weil es bei der Herstellung der Pasten einfach praktisch ist. Kokosöl wird bei Zimmertemperatur fest. Zudem ist es, selbst in Bioqualität, die preiswerteste Variante.

Wichtig ist, dass man mit Pfeffer und Fett die Bioverfügbarkeit von Kurkuma erheblich steigern kann und so keine Nahrungsergänzung mit Curcumin braucht.

Wie das Ganze nun verabreichen?

Die einen sagen, ich mische mir die drei Komponenten jedes Mal in meinen Drink oder Essen. *„Die goldene Paste auf Vorrat zu machen ist mir zu umständlich"*.

Andere schwören auf die „Goldene Paste", da es in der täglichen Anwendung viel einfacher sei.

Gut, das sind subjektive, persönliche, praktische Vorlieben.

Gibt es noch einen anderen Grund, die „Golden Paste" anzusetzen?

Die Antwort ist: Ja!

Laut einiger Untersuchungen werden die anderen Wirkbestandteile des Kurkumapulvers erst durch das Erhitzen in Wasser aufgeschlossen und durch die abschließende Zugabe von Fett/Öl konserviert. Weiterhin werden durch das Erhitzen in Wasser die Bitterstoffe weitestgehend eliminiert und das Ganze schmeckt nicht mehr wie „bittere, eingeschlafene Füße".

Somit ist auch klar, warum in der ayurvedischen Medizin, die „Goldene Paste" oder die „Goldene Milch" die Favoriten in der Verabreichung von Kurkuma sind.

Aus meiner Sicht ist das auch der einzig sinnvolle Weg, solange man nicht in die Hochdosierung will oder muss. Diese, seit Jahrtausenden gewonnenen Erfahrungen mit einer Bevölkerungsgröße (Probandenmenge) von ca. 1 Milliarde Menschen, je Generation, sprechen bereits für sich. Dagegen ist jede Laboruntersuchung ein „Kratzen an der Oberfläche".
Selbst in der Hochdosierung ist meine tägliche Grundlage die Paste. Ergänzend nehme ich Curcuminkapseln oder ich verwende die Power Paste.

Und genau das ist mein pragmatischer Ansatz. Ich verwende und kombiniere beide methodischen Ansätze in der Kurkumaanwendung. Die ayurvedische Erfahrungssystematik und ergänzend die isolierten Forschungsergebnisse der europäischen Medizin.

Das Eine tun, ohne das Andere zu lassen.

FETT – EIN MUSS
- Aber welches? -

Fett ist ein essentieller Bestandteil einer therapeutischen Anwendung von Kurkuma und Curcumin. Wie im vorherigen Kapitel und im Folgenden beschrieben, kann Curcumin ohne Fett nicht oder nur gering vom Darm resorbiert werden (Bioverfügbarkeit). Das bedeutet: Fett wird als Transporteur des Curcumin in den Körper benötigt.

Fette sind ein heiß diskutiertes Thema in der Facebookgruppe. Hier treffen die unterschiedlichsten Ansichten, Weltanschauungen und geschmacklichen Vorlieben aufeinander.

Ghee, das traditionelle Fett der ayurvedischen Medizin ist undenkbar für Veganer. Kokosöl und andere Palmfette stehen aus ökologischer Sicht in der Kritik. Andere Öle sind geschmacklich eher ‚schwierig‘ und in der Verarbeitung unkomfortabel.

Grundsätzlich gilt, dass jedes für den menschlichen Verzehr geeignete Fett dazu geeignet ist, Curcumin bioverfügbar zu machen. Ob tierisch, pflanzlich, bio oder konventionell, ist für den chemische-physikalischen Prozess der Verdauung unerheblich.

Andererseits finde ich es wichtig und interessant, unabhängig von jeglicher Weltanschauung, ob das verwendete Fett ein Natives, ohne Lösungsmittel Gewonnenes ist. Der Geschmack spielt für mich eine ebenso wichtige Rolle.

Immerhin soll und will ich die Zubereitung zwei Mal täglich konsumieren. Das wird umso schwieriger, wenn das „Zeugs" nicht schmeckt.

Irgendein Fett muss es also sein. Es würde den Rahmen dieses Erfahrungsberichtes sprengen, wenn ich auf alle Fette und Öle detailliert eingehen würde. Darum reduziere ich mich systemisch auf zwei Fette, die bei Raumtemperatur fest werden und auf zwei flüssige Fette (Öle). Alle vier Beschriebenen wende ich selber an, oder habe sie experimentell angewendet.

Ghee – das *traditionelle* Fett

Ghee ist ein dem Butterschmalz verwandtes Fett. Ghee ist in der indischen und pakistanischen Küche das wichtigste Speisefett. Das indische Ghee wird in unterschiedlichen Verfahren hergestellt und hat deshalb auch unterschiedliche Qualitäten, Geschmacksausprägungen und Haltbarkeiten.

Desi-Methode:
Die Butter wird über einen längeren Zeitraum gesammelt, bis so viel beisammen ist, dass sich die Herstellung des Ghee lohnt. Während der Sammel- und Lagerzeit wird die Butter säuerlich. Schließlich wird sie in einem Eisentopf über offenem Feuer erhitzt, weshalb das so gewonnene Ghee leicht rauchig schmeckt. Grundsätzlich ist die verwendete Temperatur nicht festgelegt, vielmehr regional sehr unterschiedlich, weil sich dadurch auch unterschiedliche Geschmacksrichtungen herausarbeiten lassen, was auch erwünscht ist. Der Fettgehalt des fertigen Ghee liegt bei dieser Herstellungsart bei 85–88 %. Die Haltbarkeit ist jedoch begrenzt.

Creme-Butter-Methode:

Diese Methode wird vor allem bei kleineren Mengen angewendet. Bei niedriger Temperatur wird die Butter geschmolzen, dann die Temperatur auf über 90 °C erhöht. Der entstehende Schaum wird abgeschöpft. Wenn dann der Wassergehalt zurückgeht, erhöht sich die Temperatur automatisch, weshalb in diesem Stadium die Temperatur ständig kontrolliert werden muss (maximal 110–120 °C). Das letzte Stadium erkennt man daran, dass kleine Quark-Partikel braun ausflocken. Die hohen Temperaturen und die Kochprozedur geben dem Endprodukt einen Gargeschmack (leichte Röstaromen).

Direkt-Creme-Methode:

Hierbei handelt es sich um die kostengünstigste Methode für große Mengen im Bereich der industriellen Herstellung. Aus der Milch wird die Ghee-Creme separiert. Dadurch erspart man sich den Prozess der Buttererzeugung. Diese Creme wird dann erhitzt, die folgenden Bearbeitungsschritte sind ähnlich der Creme-Butter-Methode. Nachdem man das Ghee etwas hat abkühlen lassen, wird es durch ein Baumwolltuch abgeseiht. Mit dieser Methode gewinnt man ein Ghee mit einem Fettgehalt von 93–95 % und erzielt die beste Haltbarkeit.

Vorschicht-Methode:

Wenn Butter für 15–30 Minuten ungestört auf einer Temperatur von 80–85 °C gehalten wird, entstehen drei Schichten. Die oberste Schicht besteht aus vergälltem Quark, die mittlere aus Fett und die unterste Schicht aus Buttermilch. In der untersten Schicht (Buttermilch) sammeln sich so etwa 80 % der in der Butter enthaltenen Feuchtigkeit und 60–70 %

der Feststoffe.

Die unterste Schicht wird abgelassen, ohne die beiden oberen Schichten zu stören. Dann wird die Temperatur der beiden verbliebenen Schichten auf 110–120 °C erhöht.

Das Ghee in der ayurvedischen Heilkunde wird ausschließlich im Siedeverfahren hergestellt. Dieses Verfahren ist ähnlich der Creme-Butter-Methode, wobei man – hiervon abweichend – die Butter vorher zerstückelt und die Stücke wäscht, um das Eiweiß auszuwaschen.

In der Heilkunde werden ihm gesundheitsfördernde und entzündungshemmende Wirkungen zugeschrieben, so unter anderem bei *Netra Tarpanagenannten* Augenbädern (auch als „Goldener Blick" bekannt) mit erwärmtem *Ayurveda-Ghee*.

Was ist der Unterschied zwischen Butterschmalz und Ghee?

Einfach formuliert: Ghee wird noch etwas länger gekocht als Butterschmalz, zudem gibt es keine festgelegten differenzierten Methoden wie bei der Ghee-Herstellung.

Zur Herstellung von Butterschmalz im Haushalt wird Butter vorsichtig erhitzt und für etwa 30 Minuten flüssig gehalten, ohne sie zu bräunen. Dabei setzt sich das geronnene Eiweiß im Schaum und am Boden ab, das Wasser verdunstet. Durch Abschöpfen des Schaumes, anschließendes Abgießen und/oder Filtern wird die Butter geklärt.

Für die Pasten-Herstellung wird das im Rezept angegebene Kokosöl in gleicher Menge durch Ghee ersetzt.

Kokosöl – das *aktuelle* Fett

Kokosöl oder auch Kokosfett genannt ist ein weißes Pflanzenfett, das aus Kopra, dem Nährgewebe der Kokosnuss, gewonnen wird. Es hat einen sehr hohen Anteil an gesättigten Fettsäuren. Es wird bei Raumtemperatur fest, wachsartig.

In den letzten Jahren ist ein Hype um Kokosöl entstanden. Populär wurde Kokosöl, weil es in die Reihe der ‚Superfoods‘ eingeordnet wurde. Neben der Verwendung in der Küche und der Kosmetik werden dem Kokosöl durch verschiedenste Studien weitere therapeutische Eigenschaften attestiert. Mit deren Hilfe sollen nicht nur oberflächliche Leiden gezielt gelindert werden, sondern das Öl soll auch nachweislich dazu in der Lage sein, degenerative Krankheiten des Nervensystems effektiv zu heilen, sowie bei der Gewichtsabnahme hilfreich sein.

Gleichzeitig steht Kokosöl in der Kritik.
Zum einen aus ökologischen, als auch aus medizinischen Aspekten. Letztere wurden durch ein Statement der amerikanischen Herzgesellschaft AHA (American Heart Association) ausgelöst.
Die AHA ist der festen Überzeugung, dass gesättigte Fettsäuren durch Ungesättigte ersetzt werden sollten, um den Cholesterinspiegel und damit auch das Risiko für Herz- und Gefäßkrankheiten zu senken. Aus diesem Grund sollen – nach Ansicht der AHA – Lebensmittel, die viele gesättigte Fettsäuren enthalten, am besten vermieden werden. In dem AHA-Statement heißt es: *„...weil Kokosöl das LDL-Cholesterin erhöht, ..., raten wir von seinem Gebrauch ab.“* In den Medien häuften sich daraufhin Meldungen, wonach Kokosöl ungesund sei.

Schlussendlich träfe dies auf das indische Ghee erst recht zu.

Der ökologische Aspekt ist nicht von der Hand zu weisen. Da die Kultur von Kokospalmen nur in tropischen Gebieten und unter ähnlichen Bedingungen wie die der Ölpalme möglich ist, ähneln die Kritikpunkte an der Kokosölproduktion jenen an der Palmölproduktion. Als weiterer Kritikpunkt gilt, neben dem Verdacht auf Menschenrechtsverletzungen und illegale Rodungen, dass der Ertrag von Kokospalmen-Plantagen (0,7t/ha) deutlich geringer ausfällt als jener der Palmölplantagen (3,3t/ha). Demnach wäre der ökologische Fußabdruck von Kokosöl größer als jener des schon in Verruf geratenen Palmöles

Trotz aller Kritik verwende ich im wesentlichen Kokosöl. Geschmacklich und bei der Verarbeitung in den Pasten, kommt es mir persönlich am ehesten entgegen. Dabei achte ich jedoch darauf, dass ich ausschließ Bio-Kokosöl verwende. Die Plantagen werden unter dem Bio-Regelwerk geführt und der Einsatz von Pestiziden und Herbiziden ist untersagt. Ich verwende ausschließlich unraffiniertes, natives und kaltgepresstes Öl. Diese Produkte entspringen einer besonders schonenden Herstellung und enthalten den größtmöglichen Anteil an Nährstoffen, Fettsäuren und Kokos-Aromen. Zudem müssen ALLE am Prozess beteiligten Einsatzstoffe ebenfalls das Bio-Zertifikat besitzen.

Schwarzkümmelöl – das *heilende* Fett

Schwarzkümmelöl ist in seiner Wirkung sozusagen der „Bruder" von Kurkuma. Seit 2.000 Jahren ist es ein beliebtes Heilmittel in der arabischen Medizin. Es wird bei Erkrankungen der Haut, des Stoffwechsels und bei Entzündungen angewandt.

Die positiven Eigenschaften von Schwarzkümmelöl werden durch die enthaltenen GLA (Gamma-Linolensäure) sowie Terpene und Bitterstoffe erreicht.

Die Wirkungen im Überblick:
- Entzündungshemmend
- Blutfettsenkend
- Cholesterinsenkend
- Antibakteriell
- Krebshemmend
- Blutzuckersenkend
- Allergiehemmend
- Wundheilend
- Atembefreiend
- Immunmodulatorisch
- Leberschützend[10]
- Verdauungsfördernd
- Nierenschützend
- Haarfördernd
- Schmerzlindernd[5]
- Fruchtbarkeitsfördernd
- Neurotrop (Förderung des Wachstums neuer Nervenzellen)

Letztlich kann in den Rezepten „Goldene Paste" und „Goldene Power-Paste" das Kokosöl auch durch Schwarzkümmelöl ersetzt werden. Anstatt der angegebenen Menge Kokosöl sollte man bei dieser Zubereitung allerdings nur 2/3 der angegebenen Menge Schwarzkümmelöl verwenden. Damit die Zubereitung am Ende auch eine pastenähnliche Konsistenz hat, muss man die Vorstufe, den Wasseransatz sehr trocken köcheln lassen.

Hinweis: Für einen ersten Versuch, erst einmal eine kleine Menge zubereiten. Geschmacklich wird diese Paste mit Schwarzkümmelöl von wenigen toleriert. Kurkuma finden viele Menschen schon „schwierig", Schwarzkümmelöl ebenso. Diese Kombination ist für einige nicht genießbar.

Olivenöl – das *mediterrane* Fett

Stellvertretend für alle anderen Öle führe ich hier das Olivenöl an. Bei den „anderen" Ölen sollte man aus verarbeitungstechnischen Gründen darauf achten, dass diese etwas zähflüssiger sind. Je geringer die Viskosität des Öls ist, um so schwieriger wird die Herstellung einer Paste. Es besteht die Gefahr, dass es dann eher eine „Goldene-Sauce" als eine „Goldene Paste" wird. Ein Traubenkernöl z.B. ist dünnflüssiger als ein Olivenöl.

Je dünnflüssiger das verwendete Öl ist, um so trockener ist die Wasser-Kurkuma Grundpaste zu kochen.

Grundsätzlich gilt:

- das Öl sollte ein Natives, nicht Raffiniertes sein und

- die Auswahl sollte dem Geschmack des Anwenders entsprechen.

Ansonsten sind der Kreativität keine Grenzen gesetzt.

Für die Verwendung von Olivenöl gelten die gleichen Zubereitungsempfehlungen wie beim Schwarzkümmelöl.

WENN SCHON CURCUMIN, DANN DAS BESSER VERDAULICHE

–

DER UNTERSCHIED ZWISCHEN GRANULAT UND PULVER

Es gibt durchaus Gründe reines Curcumin zu verwenden. Entweder als zusätzlichen Inhaltsstoff in der „Goldenen Paste", die damit zur „Goldenen Power-Paste' wird oder auch gekapselt in einer Hochdosistherapie.

Curcumin ist in zwei verschiedenen Feinheiten (Körnungen) verfügbar. Einmal als feines Granulat und einmal als sehr fein gemahlenes Pulver, das die Konsistenz von Puder hat.

Das Granulat wird gerne von den Kapselabfüllern verwendet, da dieses beim Abfüllen der Kapseln kaum staubt.

Frage: Ist es egal welches Curcumin man verwendet?

Um die Antwort gleich vorweg zu nehmen:

Nein!

Dazu habe ich vor einer Weile eine kleine

**Untersuchung der chemischen und physikalischen
Eigenschaften von Curcumin in Form von
Pulver versus Granulat**

durchgeführt.

<u>Fragestellungen:</u>

1. Wie ist die Verarbeitungsqualität in der Goldenen
    Paste, als auch bei der Befüllung in Weichkapseln.
2. Wie ist der Zeitliche Ablauf der Bioverfügbarkeit im
    Organismus.

<u>Ausgangsmaterial:</u>

Curcumin gemahlen (Pulver), Reinheitsgrad 95%
Curcumin als feines Granulat (unvermahlen), Reinheitsgrad 95%

<u>Getestet wurde:</u>

Das Lösungsverhalten beider Grundstoffe
- o   in temperiertem Wasser
- o   in temperiertem Öl
- o   in temperierter Säure (pH1)
- o   in temperiertem basisch angereichertem Öl (ph 12)

Ergebnisse Lösungsverhalten:

Keine Lösung beider Grundmaterialien erfolgte
- o   in temperiertem Wasser
- o   temperiertem Öl
- o   temperierter Säure (pH1)

Die Lösung erfolgte lediglich in basisch angereichertem Öl!

Nebenbei: Dies ist der Nachweis, warum Curcumin ausschließlich im Darm resorbiert wird.

Lösungsverhalten:

Das Pulver löste sich in ca. 4 h vollständig in basisch angereichertem Öl.

Die gleiche Menge Granulat benötigte ca. 9 h im gleichen Medium.

Ergebnis Verarbeitung in Goldener Paste:

Weder das Granulat, noch das Pulver lösen sich in der Paste auf. Es erfolgt lediglich eine Durchmischung. Die Durchmischung bei Verwendung des Pulvers ist homogener, somit wird auch eher gewährleistet mit jedem Löffel Paste auch eine einigermaßen gleichmäßige Menge an Curcumin zu sich zu nehmen.
Verarbeiten lässt sich das Granulat etwas bequemer, da es nicht staubt.

Der Einsatz von Curcumingranulat vermindert die Bioverfügbarkeit des eingenommen Curcumin rechnerisch um ca. 70%.

Real wird die Minderung bei ca. 40-50% liegen, da die Darmperistaltik für eine permanente Durchmischung des Produktes im Darm sorgt. Durch physikalische Reibung wird der Lösungsprozess beschleunigt.

Je nach individueller Verdauungsgeschwindigkeit, wird ein Teil des Curcumins auf Basis des Granulats nicht resorbiert und wieder ausgeschieden. Somit ist die Bioverfügbarkeit des Granulats als erheblich geringer einzustufen.

Das bedeutet auch, dass fertig abgefüllte Kapseln recht schnell einer Qualitätskontrolle unterzogen werden können.

Hierzu einfach eine Kapsel öffnen und nachschauen ob die Befüllung aus feinem Granulat oder Pulver besteht. Im Falle von Granulat ist von vornherein die Dosis zu verdoppeln, da hier die eingenommene Menge nur zu ca. 50% im Körper resorbiert wird.

Weiterhin würde ich einen anderen Hersteller von Curcuminkapseln suchen, der diese mit Curcuminpulver befüllt. Es macht keinen Sinn dem Körper einen Stoff zuzuführen, der zur Hälfte wieder unverdaut in der Kanalisation landet.

Die oben beschriebene Untersuchung zeigt und begründet auch, warum Kurkuma und/oder Curcumin immer mit Fetten oder Ölen eingenommen werden sollte, da sonst keine Verwertung während der Verdauung stattfindet.

Deshalb sollten die Curcuminkapseln immer zum Essen genommen werden, um die maximale Wirksamkeit zu erzielen.

<u>Noch ein Hinweis:</u>

Curcumin, egal aus welcher Quelle und in welchem Aggregatzustand, kann nicht Bio sein!

Für das Biozertifikat sind nicht nur die Rohstoffe von Belang, sondern auch die Stoffe, die zur Herstellung des Produktes verwendet werden. Der Herstellungsprozess des Curcumin beinhaltet Stoffgruppen, die in der Regel nicht Bio sind, wie z.B. Bio-Ethanol. Das stellt, nach meiner Kenntnis, keiner her.

Wenn ein Anbieter also damit wirbt, sein Curcumin sei BIO, ist das mindestens erst einmal einer Nachfrage wert. In diesem Falle würde ich den Bionachweis aller, in der Produktion eingesetzten, Stoffe anfragen. Daran scheitert es bisher dann doch.

CURCUMIN MIZELLIERT
&
LIPOSOMALES CURCUMIN

Wegen der schlechten Bioverfügbarkeit von Curcumin und der Notwendigkeit Pfeffer und Fett beizumischen, wurden zwei Methoden entwickelt, um die Bioverfügbarkeit von Curcumin auf 80% zu steigern.

Mizelliertes Curcumin

Dabei wird das Curcuminmolekül ringförmig mit Dextrinen umhüllt. Cyclodextrin ist ein ringförmiges Molekül aus Glucoseeinheiten mit einem Durchmesser von bis zu 100 µm, in dessen Innenraum das hydrophobe Curcumin eingebunden werden kann. Diese Mizellen sind winzig kleine Molekülbläschen, wie sie auch in der Natur und im Körper vorkommen. Die Mizellen „verpacken" das Curcumin sozusagen. So gelingt es dem Curcumin den Weg durch den Magen unbeschadet zu überstehen. Die Mizellen sorgen quasi als Schleuser dafür, dass das so umhüllte Curcuminmolekül im Darm resorbiert werden kann.

Das hat auch praktische Vorteile. Spätestens auf Reisen wird man feststellen, dass es wesentlich praktischer ist, ein paar Kapseln mitzunehmen und laufend einzunehmen als die „Goldene Paste".

Man kann bereits fertig gekapseltes mizelliertes Curcumin kaufen. Dieses ist jedoch deutlich teurer als reine Curcuminkapseln bzw. die „Goldene Paste" oder die „Power Paste".

Ich selbst vertrage mizelliertes Curcumin offenbar nicht. Nach einem Monat Einnahme stellte ich fest, dass mein Magen-Darmtrakt diese Form des Curcumin nicht verträgt.
Das ist jedoch individuell auszutesten.

Eine weitere Option zur Verbesserung der Resorption von Curcumin sind Liposome. Besonders als Diabetiker ist das liposomale Curcumin besser geeignet. Dextrine sind Stärkeabbauprodukte und haben auch eine Wirkung auf den Blutzuckerspiegel.

Liposomales Curcumin

Hier wird das hydrophobe (wasserunlösliche) Curcuminmolekül ringförmig mit einer Fetthülle verkapselt. Im Gegensatz zum pulverförmigen mizellierten Curcumin, ist liposomales Curcumin flüssig und somit nicht kapselfähig.

Bei einem höheren und langfristigeren Bedarf (z.B. Krebstherapie) kann die Selbstherstellung durchaus sinnvoll und äußerst kostensparend sein.
Ein Mitglied unserer Facebookgruppe hat im Labor ein Rezept entwickelt, um liposomales Curcumin selbst herzustellen.

<u>Rezept nach Sandrina Schlägl:</u>

- Ultraschallreiniger 50 W 42 KHz
- 600 ml destilliertes Wasser
  (doppelt destilliert aus der Apotheke)
- 50 g Sonnenblumenlecithin
- 10 g Curcumin → 95%

Das Lecithin mit 600 ml destilliertem Wasser verrühren und für 12 Stunden in den Kühlschrank stellen.

Am Tag darauf ein paarmal umrühren und das Lecithin-Wasser-Gemisch in den Mixer geben und auf niedrigster Stufe 2 Minuten mixen. Das Curcumin hinzufügen und wieder auf niedrigster Stufe 2 Minuten mixen. Danach für ca. 30 Minuten in den Ultraschallreiniger geben. Alle 3 Minuten mit einem Holzlöffel umrühren.

Zum Schluss sollte eine fast schaumfreie, gelblich-weiße Flüssigkeit von minimal schleimiger Konsistenz entstanden sein. Dann in eine Flasche umfüllen. Das „Lipo-Curcumin" im Kühlschrank lagern und es innerhalb von 14 Tagen verbrauchen.

Einnahme:

Alle 2 Stunden → 6 x am Tag 20 ml = 120 ml = 1,52 g reines „Lipo-Curcumin" nehmen.

Das heißt mit 600 ml kommt man 5 Tage aus. Die Einnahme sollte dabei 30 Minuten vor oder 2 Stunden nach einer Mahlzeit erfolgen

<u>Dosierung + Bioverfügbarkeit bei einer Absorptionsrate in</u>
<u>Höhe von 80%:</u>

30ml → 0,475g Curcumin → 80% Absorption =   380mg
60ml → 0,95g Curcumin → 80% Absorption =   760mg
100ml → 1,58g Curcumin → 80% Absorption = 1.260mg
120ml → 1,90g Curcumin → 80% Absorption = 1.520mg
180ml → 2,85g Curcumin → 80% Absorption = 2.280mg
240ml → 3,80g Curcumin → 80% Absorption = 3.040mg
300ml → 4,75g Curcumin → 80% Absorption = 3.800mg
360ml → 5,70g Curcumin → 80% Absorption = 4.560mg
420ml → 6,65g Curcumin → 80% Absorption = 5.320mg
480ml → 7,60g Curcumin → 80% Absorption = 6.080mg
540ml → 8,55g Curcumin → 80% Absorption = 6.840mg
600ml → 9,50g Curcumin → 80% Absorption = 7.600mg

KURKUMA ÄUSSERLICH ANGEWENDET

Kurkuma kann auch erfolgreich äußerlich angewendet werden.

Zahnpflege

Kurkuma ist ein natürlicher Zahnaufheller. Auch wenn man es wegen der intensiven gelben Farbe niemals vermuten würde. Lediglich bei Kronen, Füllungen oder Jackets sollte mit dem Zahnarzt besprochen werden, ob diese säure- und farbecht sind. Sehr preisorientierte Materialien neigen zu Verfärbungen. Bei natürlichen Zähnen ist Kurkuma ein vollkommen unschädliches Bleachingmittel und stärkt das Zahnfleisch.

Gleichzeitig wirkt es entzündungshemmend und schmerzstillend im Mund und Rachenraum, wenn derartige Probleme vorliegen sollten.

Grundsätzlich gibt es zwei verschiedene Herangehensweisen:
Die Pragmatische und die Gründliche.

Pragmatisch ist, so mache ich es in der Regel, die Zahnbürste befeuchten, sie in Kurkumapulver stippen und darauf eine flouridfreie Zahnpaste. Dann nur noch putzen.

Gründlich ist, wenn man seine Zahnpasta/Zahnpulver selbst herstellt. Der Vorteil ist, dass man hier die volle Kontrolle über das hat, was man sich in den Mund steckt.

<u>Zahnpulver mit Kurkuma:</u>

- 1 TL Kurkumapulver
- 1 TL pulverisierte Minze (entweder getrocknete Minzblätter fein mahlen, oder einfach einen Pfefferminztee verwenden)
  <u>Achtung</u>: Minze kann homöopathische Medikamente außer Kraft setzen.
- 1 TL Salbei (Vorgehensweise wie bei der Minze)
- 1 TL Ingwer (gemahlen)
- ½ TL ultrafeine Heilerde
- ½ TL Salz
- 1 Messerspitze Nelkenpulver

Alle Zutaten sehr fein mörsern, mit einer Küchenmaschine oder Kaffeemühle sehr fein mahlen und in ein Schraubgefäß füllen.

Zum Zähneputzen die Zahnbürste befeuchten und in das Pulver stippen.

<u>Zahncreme mit Kurkuma</u>

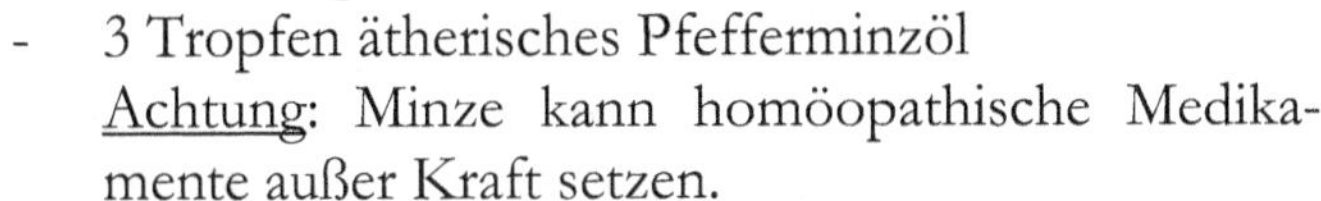

- 1 EL Bio-Kokosöl
- 1 TL Kurkumapulver
- 1 TL Xylit
- ½ TL Salz
- 1 Messerspitze Nelkenpulver
- 1 Messerspitze Natron
- 3 Tropfen ätherisches Pfefferminzöl
  <u>Achtung</u>: Minze kann homöopathische Medikamente außer Kraft setzen.

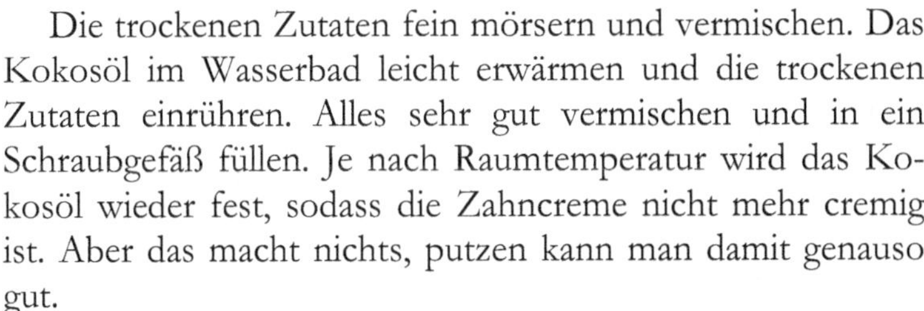

Die trockenen Zutaten fein mörsern und vermischen. Das Kokosöl im Wasserbad leicht erwärmen und die trockenen Zutaten einrühren. Alles sehr gut vermischen und in ein Schraubgefäß füllen. Je nach Raumtemperatur wird das Kokosöl wieder fest, sodass die Zahncreme nicht mehr cremig ist. Aber das macht nichts, putzen kann man damit genauso gut.

<u>Hinweis:</u> Für die Herstellung auf Vorrat kann man auch Leertuben verwenden. Die Leertuben sind im Onlinehandel bestellbar. Sie sind hygienischer und praktischer in der Anwendung.

Auch hier sind der Kreativität keine Grenzen gesetzt. Ein möglicher Ansatz ist, dass Pulverrezept mit Kokosöl zu vermengen, dann hat man auch eine Zahnpaste. Oder wer ein Problem mit Natron oder Minze hat, diese Stoffe durch andere geeignete ersetzten.

Eine tolle Ergänzung bei der Zahnpflege mit Kurkuma ist Grapefruitkernextrakt.

Grapefruitkernextrakt gilt als ideale natürliche Mundspülung mit starker antiseptischer Wirkung und hilft ebenso bei Zahnfleischentzündungen. Entweder man mischt 1 TL mit in die Zahnpaste oder gibt einen Tropfen extra auf die Zahnbürste.

Hautreinigung - Akne

Bei fettiger Haut, die zu Pickeln und Mitessern neigt, oder bei schuppiger trockener Haut, wirken Masken mit Kurkuma wahre Wunder. So die mehrheitlichen Kommentare der AnwenderInnen.

<u>Maske:</u>
1 EL Honig
1 TL Kurkuma
½ TL Kokosöl

Kurkuma wirkt entzündungshemmend, der Honig wirkt antibakteriell und etwas Kokosöl, da Kurkuma fettlöslich ist.

Alles in ein kleines Schälchen geben und kurz (max. 5sek.) in der Mikrowelle (oder im Wasserbad) erwärmen. Nur erwärmen!

Dann auf die vorab gereinigte Haut auftragen. Am besten mit Handschuhen, da es schnell abfärbt.

15-20 Minuten einwirken lassen und mit warmem Wasser abwaschen. Gerne die Maske auch auf die Lippen geben, besonders wenn diese rissig und/oder spröde sind

Die Haut verfärbt sich leicht gelb. Das verschwindet nach 2- bis 3-mal waschen. Nach der Behandlung ist auch ein leichtes Peeling sehr erholsam, das auch die letzten Farbpartikel des Kurkuma entfernt.

Das Ergebnis ist bereits nach kurzer Zeit verblüffend.

Das Kokosöl kann auch durch andere Stoffe, wie Joghurt, Sahne oder Ghee ersetzt werden.

Durch die Zugabe von ein paar Tropfen Rosenwasser verwandelt sich die Maske zu einer Luxuspflegepackung für die reifere Haut.

Psoriasis

Als Betroffener von Psoriasis habe ich, unabhängig von Ernährungskuren und medikamentösen Behandlungen, seit 45 Jahren reichlich Erfahrungen mit Salben.

Die Krankheit erfordert unter anderem kontinuierliches Salben. Im Laufe der Jahrzehnte hat sich bei mir herausgestellt, dass für die äußerliche Linderung am besten Urea-haltige Salben geeignet sind. Sie helfen bei der Heilung der Wunden, halten die Haut auf der Flechte elastisch und mindern das Jucken. Nur eine Minderung der Schuppenflechte-Aktivität bringen diese Salben nicht.

Um so begeisterter bin ich von einem relativ neuen Produkt:

der **Sorion Creme**.

Diese Salbe basiert auf einer alten ayurvedischen Rezeptur.

Die wichtigsten Inhaltsstoffe der Sorion-Salbe sind Neem, Kurkuma, Färberwurzel und Sweet Indrajao.

Neem stammt vom Neembaum (Azadirachta indica). Von diesem werden verschiedene Teile genutzt. Sie sollen gegen Bakterien und Pilze wirken und die Haut pflegen.

Kurkuma mit seiner entzündungshemmenden Wirkung. Die Ayurvedamedizin setzt es auch bei Wunden oder Ausschlägen ein.

Die Färberwurzel soll die Haut pflegen und ist für die Regulierung des pH-Wertes zuständig.

Sweet Indrajao wird in der ayurvedischen Medizin gegen diverse Hautkrankheiten eingesetzt – unter anderem gegen die Schuppenflechte.

Für die Akutbehandlung von Schuppenflechte-Wunden und offenen Flechten ist diese Salbe bei mir nicht geeignet, sehr wohl aber zur therapeutischen Anwendung.

Auch andere Anwender in der Gruppe sind vollkommen begeistert: *„Heute ist der 3. Tag der Anwendung bei meiner Frau und die Haut ändert sich zum Positiven. Wir beobachten es weiter, man kann sich gerade nur noch freuen.“*

Zweimal täglich aufgetragen und nach ein bis zwei Wochen (je nach Befall) sind die Ekzeme fast verschwunden. Die Rötungen bleiben erst einmal.

Wundheilung

Die Wundheilung kann mit Kurkuma deutlich verbessert werden.

Gerade bei Wunden, die schwer heilen, habe ich überraschende Erfolge erzielt. Schnittwunden, Schürfwunden auch OP-Wunden verheilen nach meiner Erfahrung in der Hälfte der Zeit.

Besonders oft setze ich es ein, um die Diabetesbedingten kleinen Wunden und Risse in der Hornhaut der Füße zum Heilen zu bringen.

Diese haben leider die Neigung unbehandelt nicht zu verheilen und zu entzündlichen Problemfällen zu werden.

Ich verwende dazu einfach eine, oben beschriebene, Urea haltige Salbe, streiche diese auf das Polster eines Pflasters und streue Kurkumapulver drüber. Dieses Pflaster wird auf der Wunde verklebt. Das Kurkumapflaster wird morgens und abends gewechselt und nach einer Woche ist alles verheilt.

Ein willkommener Nebeneffekt ist, dass Kurkuma auch schmerzlindernd wirkt.

DIE DREI WICHTIGSTEN REZEPTE

Die „Goldene Milch"

Goldene Milch, auch bekannt als Kurkuma Latte erobert gerade alle Medien!

Super gesund und wirklich lecker strahlt sie einen sonnengelb an. Man kann nicht widerstehen, man muss einfach zulangen!

Ein ideales Getränk für den täglichen Verzehr, um ganz einfach mit Kurkuma vorbeugend etwas Gutes für den eigenen Körper zu tun.

Das folgende Rezept ist das Standard-Rezept, es gibt aber unzählige Variationen. Also, viel Spaß beim Variieren.

Wichtig ist nur, dass die drei Hauptbestandteile enthalten sind:
- o Kurkumapulver
- o Pfeffer
- o Fett

Alle anderen Komponenten sind frei kombinierbar.

Hier das Rezept:

250 ml Milch (Kuh, Ziegen-, Schafs-, oder jede pflanzliche
Milch)
1 EL Bio Kurkumapulver
Eine ordentliche Prise schwarzer Pfeffer
Eine Prise Zimt
Nach Belieben süßen, z.B. mit Honig, Agavensirup o.ä.
1 TL Kokosöl (oder anderes Fett/Öl)

Alles gut erwärmen und nicht kochen, damit die Wirkstoffe erhalten bleiben! Über den Tag verteilt genießen.

Die „Goldene Paste"

Die „Goldene Paste" ist eine ideale Grundlage, um täglich, auf die Schnelle, Kurkuma in den verschiedensten Kombinationen zu verwenden. Ob im Getränk, im Essen oder den Haustieren im Futter zu verabreichen.

Hier das Rezept:
- 250 ml Wasser
- 60 g Bio-Kurkuma
- 75 ml / 68 g natives Bio-Kokosöl
- 1 ½ TL frisch gemahlener schwarzer Pfeffer

Kurkuma und Wasser in eine tiefe Pfanne geben und zum Kochen bringen. Dann die Temperatur auf die Hälfte herunterregeln, da die Masse ansonsten zu sehr spritzt, wenn sie einkocht. 6-7 Minuten eindicken lassen, dabei kontinuierlich umrühren. Wenn die Masse eingedickt ist, vom Feuer nehmen und auf Körpertemperatur abkühlen lassen. Sollte die Masse zu steif, zu fest geworden sein, noch ein bisschen Wasser hinzufügen.
Dann das Kokosöl und den Pfeffer unterrühren. Fertig.

Das Ganze in abgeschlossenen Gefäßen kühl lagern.
Ideal dafür sind Marmeladengläser. Diese wie für das Einkochen von Marmelade vorbereiten (sterilisieren) und die Paste darin abfüllen. Am besten ist die Paste, wenn man sie 14 Tage ziehen lässt.

Standarddosierung, ohne besondere Indikation:
Mensch: 2 Tl / Tag
Hund: 1/2 Tl /Tag
Pferd: 6 Tl /Tag.

Rezept „Goldene Power-Paste'

Für eine therapeutische, hochdosierte Anwendung reicht der Curcumingehalt des Kurkumapulvers in der „Goldenen Paste" nicht aus. Die erforderlichen Mengen sind täglich nur schwer zu verzehren.
Hinzu kommt, dass der Curcumingehalt des Kurkumapulvers, je nach Ernte, zwischen 2% und 5% schwanken kann.

Das folgende Rezept beinhaltet die vierfache Menge Curcumin (ausgehend von 3% Curcumingehalt im Kurkumapulver).

Hier das Rezept:
- 750 ml Wasser
- 180 g Bio-Kurkuma
- 17,3 g Curcumin (95%) *
- 210 g natives Bio-Kokosöl
- 20 g frisch gemahlener schwarzer Pfeffer

Kurkuma, Curcumin und Wasser in eine Pfanne geben und gut vermengen. Herdplatte einschalten und die Masse zum Kochen bringen. Dann die Temperatur sofort auf die Hälfte reduzieren. Unter ständigem Rühren 6-7 Minuten eindicken lassen. Wichtig damit sich Kurkuma und Curcumin möglichst gleichmäßig mischen.
Wenn die Masse eingedickt ist (sehr trocken), vom Feuer nehmen und auf Körpertemperatur abkühlen lassen.
Dann das Kokosöl und den Pfeffer lange unterrühren. Fertig.

Das Ganze in abgeschlossenen Gefäßen kühl lagern.
Ideal dafür sind Marmeladengläser. Diese wie für das Einkochen von Marmelade vorbereiten (sterilisieren) und die Paste darin abfüllen.
Die Masse ist bei sauberer Verarbeitung ca. sechs Monate haltbar.

Dosierung:

Die Masse enthält nun das Vierfache an Curcumin. Somit ist bei der täglichen Einnahmedosierung nur 1/4 der vorgeschlagenen Standardwerte zu nehmen (siehe auch die Dosiertabelle im letzten Kapitel).

Verarbeitungshinweis/Sicherheitshinweis:

Kurkuma und im Besonderen das Curcumin färben extrem!
Darauf achten, dass auf Untergründen gearbeitet wird, die den Farbstoff nicht annehmen. Jeder Klecks hinterlässt einen gelben Fleck! Beim Umfüllen am besten mit Handschuhen arbeiten. Noch besser mit Einweg-Spritzbeuteln

----

*Berechnung der add-on Curcumin Menge für einen Gehalt von 12% Kurkuma mit:

       1% Curcumin-Gehalt, +20,9 g Curcumin
       2% Curcumin-Gehalt, +19,1 g Curcumin
       3% Curcumin-Gehalt, +17,3 g Curcumin
       4% Curcumin-Gehalt, +15,5 g Curcumin
       5% Curcumin-Gehalt, +13,7 g Curcumin

PRAKTISCHE TIPPS

Neben allen Erklärungen zu der Wirksamkeit und Verwendung gibt es auch alltägliche praktische Probleme und Fragestellungen im Zusammenhang mit der Verwendung von Kurkuma und Curcumin.

In unserer Facebook Gruppe werden am häufigsten die folgenden drei praktischen Fragen gestellt:

1. Wie bekommt man Kurkumaflecken wieder weg?
2. Wie mache ich die Paste haltbar?
3. Welche Kapseln soll ich nehmen?

Wenden wir uns nun diesen drei Fragestellungen zu. Die Antworten und Methoden hierzu sind ausschließlich in der Praxis entstanden und funktionieren definitiv.

Flecken entfernen

In Indien wird Kurkuma auch zum Gelbfärben verwendet. Die Farbe ist intensiv leuchtend gelb-orange.

Kurkumaflecken reagieren mit Basen und aus diesem Grunde wird die Farbe aus dem Curcumin auch für Indikatorstreifen eingesetzt. Mit Seife kann man also einen Kurkumafleck nicht angehen. Aus dem gelben Farbstoff wird dann nämlich ab pH 8 – 9 die Farbe Rot. Das Curcumin, welches für den Farbstoff verantwortlich ist, ist jedoch in Alkohol löslich

Wenn man nicht gerade die farblich passende Küche dazu hat oder farblich passende Textilien, sind die Flecken sehr intensiv und man kleckert – bei aller Vorsicht – schneller als man denkt und einem lieb ist.

Die gute Nachricht ist:

Kurkuma, oder besser der Farbstoff Curcumin, ist lichtempfindlich. Es verblasst relativ schnell bei starker Sonneneinstrahlung. Textilien mit Kurkumaflecken grob trocken reinigen, dann den Stoff für mehrere Tage der Sonne aussetzen und, wenn der Fleck verblichen ist, waschen.

<u>Hinweis:</u> Die Wintersonne reicht leider nicht.

Man kann dem Fleck auch mit Backpulver oder Natron zu Leibe rücken. Dazu den Fleck anfeuchten, Pulver auf den Fleck geben und mindestens eine Stunde einwirken lassen. Danach in der Waschmaschine nach Vorschrift waschen und der Fleck ist entfernt.

<u>Vorsicht:</u> Den Stoff vorher auf Farbechtheit prüfen. Es kann auch passieren, dass die Farbe des Textils leidet.

In diesem Falle greife ich zu Alkohol in Form von Spiritus oder Nagellackentferner. Den Fleck kurz trocken reinigen, dann den Alkohol mehrmals auftragen. Jedes Mal wenn er verdunstet ist, erneut auftragen. Solange, bis die gelbe Farbe verschwunden ist.

Auch hier bitte vorher prüfen, ob das Material reinen Alkohol vertragen kann.

Zu den Top 5 meiner „dummen Ideen" gehört, dass ich versucht habe mein Brillengestell aus Kunststoff mit Alkohol von der gelben Verfärbung zu befreien. Das Endergebnis war eine ruinierte Brille! Die Oberfläche des Gestells wurde rau und die Kunststoffgläser matt. Eine sehr teure, dumme Idee!

In der Küche, auf den Fliesen, Arbeitsplatten und Schränken funktionieren am besten die drei folgenden Methoden: Grundsätzlich gilt: Vorher alle Reste vom Kurkuma entfernen und den Fleck entweder mit Alkohol wegwischen, solange er nicht in den Untergrund eingezogen ist, oder

mit einem scharfen Chlorreiniger oder Wasserstoffperoxid, unverdünnt, wegwischen, oder

den Fleck befeuchten und mit Natron bestreuen. Nach einer Stunde sollte der Fleck verschwunden sein.

Zeigt oben genanntes keine Wirkung, abhängig von der Oberfläche, bleibt immer noch die Methode des Ausbleichens, sofern Tageslicht an diese Stellen kommt.

Ansonsten bleibt nur noch mit dem Fleck leben (er verschwindet auch so nach einer Weile), die Küche gelb streichen oder eine scharfe Schere zum Einsatz bringen.

Pasten haltbar machen

Häufiger kommen entsetzte Fragen von Anwendern der „Goldenen Paste" oder „Power-Paste" warum denn nun ihre selbst gekochte Paste nach relativ kurzer Zeit Schimmel angesetzt hat und ob man die noch verwenden könne.

Die Antwort lautet natürlich: NEIN!

Angeschimmelte Lebensmittel sind äußerst gesundheitsschädlich. Auch wenn der Schimmel scheinbar nur oberflächlich ist, haben sich doch schon Mizellen in der gesamten Paste verbreitet. Also, weg damit!

Wie nun die Pasten haltbar machen?

Die Grundvoraussetzung für eine haltbare Paste ist das saubere Arbeiten, genauso wie bei der Marmeladenherstellung.

Dazu alle vorher gewaschenen Gläser und Deckel im Backofen bei 170 Grad Umluft für 10 Minuten sterilisieren. Während der Sterilisationsphase im Ofen die Paste kochen und nach Rezept abfüllbereit machen.
Die Gläser und Deckel aus dem Ofen holen und etwas abkühlen lassen (ich nehme eine Grillzange, um die heißen Gläser aus dem Ofen zu holen). Dann die Paste einfüllen und oben ca. 5 mm Platz lassen. Jetzt den heißen Deckel drauf und fest verschließen.
Noch weiter auf Körpertemperatur abkühlen lassen und ab in den Kühlschrank damit.
So verarbeitet hält die Paste bei mir zwei Monate.

Wichtig ist aber auch die Hygiene nach dem Öffnen des Glases. Immer einen frischen und sauberen Löffel nehmen. Ich tauche ihn vorher in heißes Wasser und niemals offen draußen stehen lassen.

Das oben Beschriebene ist die Grundlage. Die Haltbarkeit kann man zusätzlich durch Grapefruitkernöl oder/und durch Einfrieren erhöhen.

Zum Einfrieren die Gläser nicht schließen, bzw. wieder öffnen, den Deckel nur auflegen und ab in das Gefrierfach damit. Den Deckel verschrauben, wenn die Paste durchgefroren ist.
Das Glas muss beim Einfrieren geöffnet bleiben, da sich die Masse beim Gefrieren ausdehnt, Wenn der Deckel drauf ist, können die Gläser aufplatzen und diese Sauerei will niemand im Gefrierfach haben.

Grapefruitkernöl ist ein natürliches Konservierungsmittel und hat als Nahrungsergänzungsmittel weitere positive Eigenschaften.
Grapefruitkernextrakt gilt schon lange als Geheimtipp im Kampf gegen Bakterien, Pilze und Viren.
Gerade in Zeiten mit erhöhtem Infektionsrisiko – wenn Grippen und Erkältungen grassieren – sollte der Grapefruitkernextrakt zur Hand sein. Begeisterte Anwender berichten regelmäßig davon, wie ein paar Tropfen Grapefruitkernextrakt, verdünnt in einem Glas Wasser getrunken, Durchfall oder eine Grippe stoppen konnten oder auch, wie Ekzeme und Hautpilzinfektionen endlich ausheilten.

Experimentell habe ich mal ein kleines Glas frische Paste abgefüllt und 15 Tropfen Grapefruitkernöl untergerührt. Den Deckel habe ich bewusst nicht fest verschlossen.

Ergebnis: Nach 6 Monaten immer noch kein Schimmel zu entdecken.

Seitdem mische ich meinen Pasten immer mit einer Beimengung von 1% Grapefruitkernöl an. 1% ist das im Experiment erarbeitete Minimum, es darf auch mehr sein. Gerne profitiere ich hierbei von den vielen positiven Eigenschaften des Grapefruitkernextraktes.

1% bezieht sich auf das Gesamtvolumen der fertigen Paste.
Am Beispiel des Rezeptes der „Goldene Paste" komme ich auf ein Volumen von ca. 375 ml. D.h. der Masse ist rechnerisch mit dem Fett auch 3,75 ml Grapefruitkernextrakt zuzufügen. Da ich aber keine 3,75 ml mit meinen Bordmitteln in der Küche abmessen kann, runde ich immer auf die nächste glatte Zahl auf. In diesem Falle nehme ich dann 5 ml. Dazu verwende ich zum Abmessen eine Einwegspritze in der Größe 5 ml.

Diese Variante ist auch reisetauglich, da das Glas mit der Paste nicht zwingend gekühlt werden muss.
Ich würde trotzdem das angebrochene Glas zügig verbrauchen. Ich habe noch keine Tests gemacht, wie lange sich die Paste mit dem Grapefruitkernextrakt außerhalb des Kühlschrankes □ alt.
Für eine Urlaubsreise reicht es aber auf jeden Fall.

Exkurs Grapefruitkernextrakt

Grapefruitkernextrakt wird aus den zermahlenen Kernen und der Schale der Grapefruit hergestellt
Grapefruitkerne verfügen über einen sehr potenten Schutzmechanismus, der sie vor der biologischen Zersetzung durch Bakterien und Pilze bewahrt.
Verantwortlich für diesen Schutzmechanismus sind die spezifischen sekundären Pflanzenstoffe im Grapefruitkern, u.a. die sog. Bioflavonoide.

Auch im Menschen wirken die Substanzen aus dem Grapefruitkern auf schädliche Bakterien, Viren und Pilze tödlich. Jedoch nur dann merklich, wenn sie in Form des konzentrierten Grapefruitkernextraktes, also in einer entsprechend hohen Dosis angewandt werden.

Grapefruitkernextrakt – Das pflanzliche Antibiotikum

Grapefruitkernextrakt reiht sich aufgrund dieser hervorragenden antimikrobiellen Wirkung schnell in die Reihe der natürlichen Antibiotika ein und ist daher bei allen Infektionserkrankungen, entzündlichen Prozessen, sowie Hautunreinheiten angezeigt.

Diverse Studien konnten zeigen, dass Grapefruitkernextrakt bereits in einem Verdünnungsverhältnis von 1:1000 seine antibakterielle Wirkung entfaltet.
Auch gegen Viren und Pilze zeigt der Grapefruitkernextrakt bei vielen Erkrankungen hervorragende Ergebnisse.

Grapefruitkernextrakt bei Entzündung der Magenschleimhaut

Helicobacter pylori gilt als Verursacher von Magenschleimhautentzündungen (Gastritis), aber auch von Zwölffingerdarm- und Magengeschwüren bis hin zu Magenkrebs.
Im Gegensatz zu herkömmlichen Antibiotika, die ausschließlich gegen Bakterien wirken, blockiert der Grapefruitkernextrakt als natürliches Allroundmittel auch Pilzinfektionen.

Herkömmliche Antibiotika fördern hingegen meist die Ansiedlung von Pilzkolonien ganz auffällig, so dass Patienten nach einer Antibiotikatherapie sehr häufig zunächst eine Anti-Pilz-Therapie benötigen.

Grapefruitkernextrakt gegen Pilzinfektionen

Pilzinfektionen betreffen nicht nur die Haut, die Füße (Fußpilz) oder die Scheide (Scheidenpilz). Sie können im Extremfall sogar in den Blutkreislauf gelangen und von dort die inneren Organe schädigen.
Grapefruitkernextrakt kann dagegen helfen!

Laut aktueller Studien kann der Grapefruitkernextrakt bei über 100 verschiedenen Pilzarten seine antimykotische (pilztötende) Wirkung entfalten.
Besonders angenehm am Grapefruitkernextrakt ist, dass er wirkt, ohne negative Nebenwirkungen mit sich zu bringen.
Doch wie genau funktioniert das?

Der Wirkmechanismus des Grapefruitkernextraktes

Grapefruitkernextrakt wirkt, indem er die Zellwände von Bakterien und Pilzen angreift. Es kommt in der Folge zum Aussickern der Zellanteile, sodass die Mikroorganismen gewissermaßen ausbluten.

Ein anderer Wirkmechanismus des Grapefruitkernextraktes ist, dass er Funktionseinbußen der Zellwände verursacht, wodurch Bakterien, Parasiten und Pilze keine Nährstoffe mehr aufnehmen können und folglich einfach verhungern. Trotz dieser gefährlich anmutenden Auswirkungen, bleibt der Grapefruitkernextrakt ohne unerwünschte Nebenwirkungen.

Die Vorteile des Grapefruitkernextrakts gegenüber Antibiotika

In einer Studie der *University of Texas* aus dem Jahr 2002 konnte zweifelsfrei nachgewiesen werden, dass Grapefruitkernextrakt selbst in hohen Dosen ungiftig ist und auch äußerlich bei längerer Anwendungsdauer keine Irritationen auftreten. Wer also nicht gerade unter einer Zitrusfruchtallergie leidet, verträgt den verdünnten Grapefruitkernextrakt in aller Regel problemlos.

Eine bekannte Nebenwirkung von Antibiotika ist, dass diese insbesondere die Darmflora schädigen. Diese jedoch spielt eine maßgebliche Rolle im Immunsystem. Wird die Darmflora geschädigt, sinkt die körpereigene Abwehrkraft, weshalb häufig – wie oben erwähnt – Pilzinfektionen einer Antibiotikatherapie folgen. Im Gegensatz dazu bleibt die Darmflora nach der Einnahme von Grapefruitkernextrakt intakt, wird sogar – sollte sie zuvor nicht intakt gewesen sein – wieder aufgebaut.

Eine Untersuchung richtete sich daher auch auf die Frage, ob die üblicherweise empfohlenen Dosen Grapefruitkernextrakt der Darmflora nicht schaden könnten. Grapefruitkernextrakt verbessert das Darmmilieu, sodass sich pathogene Keime verabschieden und sich die nützliche Darmflora wieder ausbreiten kann, wodurch das Immunsystem und damit die Selbstheilungskräfte des Organismus maßgeblich gestärkt werden.

Die Flavonoide im Grapefruitkern stimulieren überdies die Immunabwehr, sodass es zu einer vermehrten Produktion von Antikörpern kommen kann.

Die Antikörper nehmen nun erfolgreich den Kampf mit den krankmachenden Bakterien, Viren und Pilzen auf.

Der Grapefruitkernextrakt wirkt also in doppelter Hinsicht: Er zerstört eigenhändig die unerwünschten Mikroorganismen und stärkt nebenbei das körpereigene Immunsystem – und all das ohne die Gefahr einer Resistenzbildung.

Grapefruitkernextrakt als natürliches Konservierungsmittel

Da Grapefruitkernextrakt antibakteriell wirkt, eignet sich sein Einsatz ausgezeichnet als natürliches Konservierungsmittel, z.B. in Kosmetika. Wenn man daher selbst gesunde Salben, Cremes und Zahnpasta herstellen möchte, dann könnte man zu deren Haltbarkeitsverlängerung Grapefruitkernextrakt verwenden.

Bei Parodontitis oder Zahnfleischproblemen, sollte man überdies die Zahnbürste nach jeder Verwendung mit Grapefruitkernextrakt desinfizieren. Dazu genügt es, einen Tropfen auf die Zahnbürste zu geben.

Selber Kapseln

Kurkumapulver habe ich nie abgefüllt, da die Einnahme von reinem Kurkumapulver in meinen Augen vollkommen sinnlos ist. Die Begründung dafür ist bereits in den vorherigen Kapiteln erfolgt. Darum beschäftige ich mich hier ausschließlich mit der Verkapselung von Curcumin.

Eine häufige Frage, die Kurkuma Anwender bewegt: *„Welche Kapseln nimmst Du?"* oder *„Welche Kapseln, von welchem Hersteller taugen etwas?"*.

Warum kaufen, wenn man das auch prima selbst machen kann?

Pulver zu verkapseln ist nicht schwer und die Gerätschaft dazu nicht teuer. Die Investition hat sich schnell amortisiert, da man jetzt nur noch die Rohstoffe und die Kapseln benötigt. Zudem habe ich beim selbst Verkapseln die absolute Kontrolle über die Inhaltsstoffe. Wesentlich preiswerter ist es in der Regel auch. Siehe dazu auch den Abschnitt, in dem ich das Curcumin untersucht habe.

Bei den Kapseln gibt es verschiedene Größen und Eigenschaften. Wichtig ist, dass die Größe des Abfüllgerätes der Größe der Kapseln entspricht!
Die Größenbezeichnung der Kapseln ist etwas gewöhnungsbedürftig. Eigentlich sollte man annehmen, dass der kleineste Wert auch der kleinsten Größe entspricht. Hier nicht! Also bitte nicht verwirren lassen.

Auf Basis eines standardisierten Pulvers verfügen die unterschiedlich großen Hartkapseln im Schnitt über folgenden Inhalt in mg:

Größe 000   Inhalt 800 mg – 1600 mg
Größe 00   Inhalt 600 mg – 1200 mg
Größe 0   Inhalt 400 mg – 800 mg
Größe 1   Inhalt 290 mg – 580 mg
Größe 2   Inhalt 220 mg – 440 mg
Größe 3   Inhalt 160 mg – 320 mg
Größe 4   Inhalt 120 mg – 240 mg

Ich persönlich komme am besten mit der Größe „0" zurecht. Diese Größe bietet ein ausreichendes Füllvolumen in Relation zur Größe. Kapseln mit der Größe „000" sind schon echte Brummer, die nicht so komfortabel bei der Einnahme, beim Schlucken, sind.

Das Füllgewicht der Größe „0" mit Curcumin und 3% Pfeffer sind ca. 0,5 g (500 mg). Bei Zimt sind es ca. 0,45 g (450 mg).

Bei den Kapseln gibt es die verschiedensten Materialen und Aggregatzustände. Grundsätzlich wird zwischen Hartkapseln und Weichkapseln unterschieden. Für die orale Aufnahme sind nur Weichkapseln geeignet.

Die Weichkapseln unterscheiden sich ebenfalls durch die verschiedensten Materialien. Damit habe ich mich allerdings nicht auseinandergesetzt, da es mir das bisher eigentlich egal war. Wenn erforderlich, sind auch vegane Kapseln verfügbar.

Viel wichtiger ist, wo im Verdauungstrakt lösen die sich auf?

Die meisten Kapseln lösen sich im Magen auf, es gibt allerdings auch magensaftresistente Weichkapseln.
In den vorherigen Kapiteln ist bereits umfänglich erläutert, dass Curcumin nur im Darm, im alkalischen Milieu, resorbiert werden kann. Es ist daher sinnlos bis kontraproduktiv, wenn sich die Curcuminkapseln im Magen bereits auflösen. Bei einer Curcuminbefüllung sollten die verwendeten Kapseln auf jeden Fall magensaftresistent sein. So gelingt es dem Curcumin den Weg durch den Magen unbeschadet zu überstehen.
Bei der Befüllung mit Zimt z.B. verwendet man besser Kapseln, die sich bereits im Magen auflösen. Es ist also von Wirkstoff zu Wirkstoff darauf zu achten, welche Kapseln verwendet werden.

Noch ein Hinweis zu den Kapseln:
Bitte nicht die billigen bestellen, wo z.B. Ober- und Unterhälfte der Kapseln bereits zusammengesteckt sind. Das macht nur extra Arbeit, wenn man diese bei der Vorbereitung erst auseinanderziehen muss. Ideal und arbeitssparend sind getrennte Abfüllungen nach Ober- und Unterseite.

Hinweis zum Abfüllen:
Ich lege den ganzen Küchentisch, den Boden und die Seiten mit Folie aus und trage alte Kleidung, sowie Latex-Handschuhe und Kopfbedeckung, wenn ich Curcumin abfülle. Bei Zimt bin ich etwas entspannter, das färbt kaum. Gerade bei der Abfüllung des Curcuminpulvers und nicht des Granulates, sind besondere Präventivmaßnahmen nötig.

Wenn ich schon einmal dabei bin, dann fülle ich auch gleich 500 bis 1.000 Stück ab. Das Gerät zum Verkapseln schafft in einem Durchgang 100 Stück. Also kann man einfach gleich mehrere Durchgänge machen, dann hat man einen angemessenen Vorrat und muss nicht einmal im Monat neue Kapseln herstellen. Bei trockener Lagerung halten die Kapseln sehr lange.

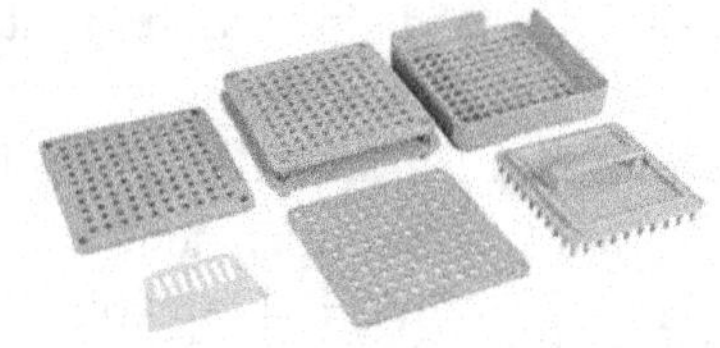

Da Curcumin jedoch lichtempfindlich ist und mit der Zeit Farbe und Wirkung nachlassen, müssen die befüllten Kapseln dunkel gelagert werden. Länger als ein halbes Jahr würde ich diese auch nicht bevorraten, weil ich in Sorge bin, dass dann die Wirkung bereits nachgelassen hat.

DOSIERUNG KURKUMA/CURCUMIN

Gemäß der Monographie der „European Scientific Cooperative on Phytotherapy" (ESCOP) und der „Weltgesundheitsorganisation" (WHO) wird als Tagesdosis bis zu 3 g Kurkumapulver aus dem getrockneten Wurzelstock empfohlen.
Die Dauer der Anwendung ist nicht begrenzt.

Die duldbare tägliche Aufnahme von Curcumin:
Auf der Basis eines „No observed effect level" (NOEL) von 250 – 320 mg pro kg Körpergewicht pro Tag und unter Berücksichtigung eines Sicherheitsfaktors 100 wurde für Lebensmittel eine duldbare tägliche Aufnahme von bis zu 2 mg Curcumin pro kg Körpergewicht pro Tag ermittelt.
Übersetzt heißt das: Bei 80 Kg Gewicht entspricht das der täglichen Aufnahme von 160 mg Curcumin, beziehungsweise 4,33 g Kurkuma pro Tag.
Die EFSA (European Food Safety Authority) übernahm im Jahre 2010 diesen Wert. Die in den meisten klinischen Studien eingesetzten Curcumindosen übertrafen diese gesetzlich verankerte Dosis für Lebensmittel. Wohlgemerkt, Lebensmittel!
Es gibt bislang keine untersuchten oder definierten Maximalwerte für die therapeutische Anwendung.
Unabhängig davon, welche Dosierung zur Einnahme gewählt wird sowie gerade bei Hochdosisanwendung, sollte vorsichtig und schrittweise mit der Einnahme von Kurkuma begonnen werden.

Der Körper sollte die Chance haben, sich an Kurkuma zu gewöhnen. Kurkuma, auch in geringen Dosen, bewirkt Etwas im Körper und regt unter anderem einige physiologische Prozesse an.

Eine überfallartige Hochdosis sofort zu starten, wird vom Körper selten positiv quittiert. In der Facebookgruppe wird von den verschiedensten Phänomenen berichtet, wenn mit einer zu hohen Dosis gestartet wird. Welche Dosierung für den Start zu hoch ist, ist individuell. Nach meinen Beobachtungen ist das auch von der jeweiligen Gesamtkonstitution des Anwenders abhängig.

In der Gruppe hat sich mittlerweile die Empfehlung etabliert mit sehr kleinen Dosen anzufangen und diese 14 tägig zu steigern, sofern keine Negativeffekte auftreten. Dies können zum Beispiel eine leichte Magen-/Darmreizung durch den ungewohnten Pfeffer, Verdauungsstörungen, oder auch ein allgemeines Unwohlsein sein. In einem Einzelfall stellte sich bei der Hochdosis eine explizite Allergie in Bezug auf das Curcumin heraus.

Eine Niedrigstdosierung wäre z.B. täglich eine „Goldene Milch", oder zweimal täglich einen kleinen Mokkalöffel „Goldener Paste".
Ideal für die Kurkumatherapie ist die mehrmals tägliche Einnahme idealerweise alle sechs Stunden, da die Wirkung von Curcumin nach sechs Stunden drastisch nachlässt.

Nun, dass ist jetzt ein bisschen theoretisch, besser wäre es schon. Insofern ist es sinnvoll, sich an dem Ideal, alle sechs Stunden, zu orientieren. Praktisch läuft das auf eine Einnahme zweimal täglich hinaus.

<u>Ganz wichtig</u>: Auf den eigenen Körper hören!

Wenn bei der Dosissteigerung Negativeffekte auftreten sollten, am besten die Dosierung wieder reduzieren und weitere zwei Wochen bei der niedrigeren Dosis zu verbleiben. Erst danach einen neuen Versuch mit einer Dosissteigerung starten.

Ich habe mir die Mühe gemacht die Literatur nach den Dosierungen zu durchforsten.
Also, bei welcher Krankheit oder Vorhaben, wie viel Kurkuma?

Daraus ist eine Liste entstanden, die sich auf der übernächsten Seite befindet.

<u>Lesehinweis</u>:
Alle Angaben sind berechnet in reines Curcumin, Kurkumapulver (mit 3% Curcumingehalt) und TL „Goldene Paste".
Die Mengenangaben sind Tagesangaben!
Sie sind zu verteilen auf mehrmals täglich, am besten alle 6 Stunden.

Kursiv geschrieben Werte: Bislang nur eine Quelle gefunden. Zu den in der Liste nicht erwähnten, Krankheiten habe ich bislang keine Dosierempfehlung gefunden.

<u>Rechenmethodik:</u>

Curcuminangaben sind in Milligramm (mg) 1 g = 1.000 mg.
Es wird von einem Curcumingehalt von 3% im Pulver ausgegangen

$$(1 \text{ g Pulver} = 30 \text{ mg Curcumin})$$

Umrechnung in die „Goldene Paste":
Die „Goldene Paste" ist ca. 20-mal schwerer als das Pulver
(auf Grund des Wassers und Öls), also müsste man die
20fache Menge Paste nehmen.
Der Pfeffer in der Paste bewirkt eine 20-fache Wirkungsver-
stärkung.

$$20/20 = 1, \text{ also gleiche Menge Paste wie Pulver.}$$

Bei der Umrechnung in TL (Teelöffel) bin ich von 12 g /
Löffel ausgegangen.
Ich empfehle Werte wie 2,8 oder 0,4 aufzurunden.

Rechtlicher Hinweis:
Diese Tabelle ist keine ärztliche Dosierempfehlung!
Ich habe hier lediglich die Werte aus verschiedenen
Studien und Publikationen zusammengetragen.
In wie weit jeder Einzelne danach vorgehen möchte,
ist ihm/ihr selbst überlassen und geschieht auf eige-
nes Risiko!

Krankheit	Je Tag			
	Curcumin	Kurkuma Pulver	Goldene Paste	TL =8 g
Alzheimer-Prophylaxe	1.000 mg	33,33 g	11 g	1,4 TL
Akne	1.000 mg	33,33 g	11 g	1,4 TL
Angsstörungen	500 mg	16,67 g	6 g	0,7 TL
Antioxidans	150 mg	5,00 g	2 g	0,2 TL
Arthritis	1.200 mg	40,00 g	13 g	1,7 TL
Atemwegserkrankung - Allergisches Asthma	540 mg	18,00 g	6 g	0,8 TL
Atemwegserkrankung - COPD	540 mg	18,00 g	6 g	0,8 TL
Brustkrebs (Unterstützung Therapie)	6.000 mg	200,00 g	67 g	8,3 TL
Chemo-/Strahlentherapie Begleitung (Minimum)	500 mg	16,67 g	6 g	0,7 TL
Chemo-/Strahlentherapie Begleitung (Maxiumum)	*8.000 mg*	*266,67 g*	89 g	11,1 TL
Cholesterin Senkung	500 mg	16,67 g	6 g	0,7 TL
Colitis ulcerosa	1.750 mg	58,33 g	19 g	2,4 TL
Darmkrebs (Unterstützung Therapie)	3.600 mg	120,00 g	40 g	5,0 TL
Depressionen	500 mg	16,67 g	6 g	0,7 TL
Diabetes Melitus (Typ 2)	600 mg	20,00 g	7 g	0,8 TL
Entgiftung	500 mg	16,67 g	6 g	0,7 TL
Fettstoffwechselstörungen	1.000 mg	33,33 g	11 g	1,4 TL
Gallenblasenerkrankungen (ohne Steine!)	120 mg	4,00 g	1 g	0,2 TL
Gedächtsnisleistung	1.000 mg	33,33 g	11 g	1,4 TL
Hautkrebs (Unterstützung Therapie)	*3.000 mg*	*100,00 g*	33 g	4,2 TL
Heliobacterinfektion	*60 mg*	*2,00 g*	1 g	0,1 TL
Hashimoto	1.500 mg	50,00 g	17 g	2,1 TL
Herzinfarkt-Prophylaxe	500 mg	16,67 g	6 g	0,7 TL
Immunschwäche mit Nierenbeteiligung	3.000 mg	100,00 g	33 g	4,2 TL
Knochenmark-Krebs	*4.000 mg*	*133,33 g*	44 g	5,6 TL
Morbus Crohn	1.440 mg	48,00 g	16 g	2,0 TL
Multiple Sklerose	3.000 mg	100,00 g	33 g	4,2 TL
Osteoporose	1.000 mg	33,33 g	11 g	1,4 TL
Pankreas Krebs	*8.000 mg*	*266,67 g*	89 g	11,1 TL
Pankreatitis	*500 mg*	*16,67 g*	6 g	0,7 TL
Prostatakrebs (Unterstützung Therapie)	200 mg	6,67 g	2 g	0,3 TL
Psoriasis	900 mg	30,00 g	10 g	1,3 TL
Reizdarm Syndrom	162 mg	5,40 g	2 g	0,2 TL
Rheuma	1.200 mg	40,00 g	13 g	1,7 TL
Schilddrüse	*500 mg*	*16,67 g*	6 g	0,7 TL
Schlaganfall	*1.800 mg*	*60,00 g*	20 g	2,5 TL
Schmerzlinderung	800 mg	26,67 g	9 g	1,1 TL
Übergewicht (als Appetitzügler)	500 mg	16,67 g	6 g	0,7 TL
Veraduungsfördernd	500 mg	16,67 g	6 g	0,7 TL
Vorbeugung Erkältungskrankheiten	150 mg	5,00 g	2 g	0,2 TL
Wohlstandssyndrom	500 mg	16,67 g	6 g	0,7 TL

Kursiv geschriebene Werte:	Keine Mehrfachnennung in der Literatur, nur eine Quelle

<u>Annahmen:</u>

Kurkuma Pulver mit 3-5% Curcumin	3%
Ein Teelöffel goldene Paste =	8,00 g
Verteilung Einnahme:	Alle 6 h

ÜBER DEN AUTOR

Jan Müller, geboren 1958 in Bremen, lebt in Berlin.

Schon in den 1980er Jahren stellten sich in der Ausbildung und dem folgenden Studium die ersten drei Autoimmunerkrankungen ein. Eine Atemwegsallergie und Schuppenflechte, begleitet von einer Neurodermitis.
Wie damals, in dieser Zeit üblich und heutzutage auch, hatte die europäische Medizin keine überzeugenden Antworten auf diese Erkrankungen, geschweige denn wirksame Therapieansätze.
Schon damals, nach langwierigen Versuchen und Fehlversuchen, (es gab noch kein Internet) fand ich die Lösung in der asiatischen Erfahrungsmedizin.
Später, in den 2.000-ern, kamen noch zwei weitere Erkrankungen hinzu, unter anderem die Multiple Sklerose.

In einer Zeit, in der das Internet eine umfängliche Informations- und Recherchemöglichkeit bietet, bin ich nach vielen Versuchen die MS begleitend zu therapieren, mehr oder minder durch Zufall, auf das Thema Kurkuma gestoßen.

Nach umfangreichem Studium vieler medizinischer Publikationen, Erfahrungsberichten und vor allem Selbstversuchen,
habe ich schlussendlich im Jahr 2017 die Facebookgruppe
„Kurkuma therapeutisch nutzen" gegründet mit aktuell ca.
30.000 Mitgliedern.

Tatsache ist, dass ich unter anderem durch Kurkuma, ein
weitestgehend medikamentenfreies Leben führe.
Ein Fakt, den viele Community-Mitglieder, mit den unterschiedlichsten Erkrankungen, ebenfalls bestätigen können.
Sehr zum Erstaunen der mich begleitenden Mediziner.

STUDIENVERZEICHNIS

Alphabetisch geordnet

Adhvaryu MR, Reddy N, Vakharia BC. Prevention of hepatotoxicity due to anti tuberculosis treatment: a novel integrative approach. World J Gastroenterol. 2008;14(30):4753–62.

Allegri P, Mastromarino A, Neri P. Management of chronic anterior uveitis relapses: efficacy of oral phospholipidic curcumin treatment. Long-term follow-up. Clin Ophthalmol. 2010 Oct 21;4:1201-6.

Al-Sultan SI, Gameel AA. Histopathological changes in the livers of broiler chicken supplemented with turmeric (Curcuma longa). International Jour- nal Poultry Science 2004;3: 333-336.

Alwi I, Santoso T, Suyono S, Sutrisna B, Suyatna FD, Kresno SB, Ernie S. The effect of curcumin on lipid level in patients with acute coronary syndrome. Acta Med Indones. 2008 Oct;40(4):201-10.

Anand P, Kunnumakkara AB, Newman RA, Aggarwal BB. Bioavailability of curcumin: problems and promises. Mol Pharm. 2007;4(6):807–18.

Antony B, Merina B, Iyer VS, Judy N, Lennertz K, Joyal S. A pilot cross-over study to evaluate human oral bioavailability of BCM-95CG (Biocur-cu- max), a novel bioenhanced preparation of curcumin. Indian J Pharm Sci. 2008;70(4):445–9.

Appendino G, Belcaro G, Cornelli U, Luzzi R, Togni S, Dugall M, Cesaro- ne MR, Feragalli B, Ippolito E, Errichi BM, Pellegrini L, Ledda A, Ricci A, Bavera P, Hosoi M, Stuard S, Corsi M, Errichi S, Gizzi G. Potential role of curcumin phytosome (Meriva) in controlling the evolution of diabetic mic- roangiopathy. A pilot study. Panminerva Med. 2011 Sep;53(3 Suppl 1):43-9.

Asawanonda P, Klahan SO. Tetrahydrocurcuminoid cream plus targeted narrowband UVB phototherapy for vitiligo: a preliminary randomized cont- rolled study. Photomed Laser Surg. 2010 Oct;28(5):679-84.

Baum L, Lam CW, Cheung SK, Kwok T, Lui V, Tsoh J, Lam L, Leung V, Hui E, Ng C, Woo J, Chiu HF, Goggins WB, Zee BC, Cheng KF, Fong CY, Wong A, Mok H, Chow MS, Ho PC, Ip SP, Ho CS, Yu XW, Lai CY, Chan MH, Szeto S, Chan IH, Mok V. Six-month randomized, placebo-controlled, double-blind, pilot clinical trial of curcumin in patients with Alzheimer disease. J Clin Psychopharmacol 2008;28:110–3.

Bayet-Robert M, Kwiatkowski F, Leheurteur M, Gachon F, Planchat E, Abrial C, Mouret-Reynier MA, Durando X, Barthomeuf C, Chollet P. Phase I dose escalation trial of docetaxel plus curcumin in patients with advanced and metastatic breast cancer. Cancer Biol Ther 2010;9:8–14.

Belcaro G, Cesarone MR, Dugall M, Pellegrini L, Ledda A, Grossi MG, Togni S, Appendino G. Product-evaluation registry of Meriva®, a curcu-min-phos- phatidylcholine complex, for the complementary management of osteoar- thritis. Panminerva Med. 2010a Jun;52(2 Suppl 1):55-62.

Belcaro G, Cesarone MR, Dugall M, Pellegrini L, Ledda A, Grossi MG, Togni S, Appendino G. Product-evaluation registry of Meriva®,a curcu-min-phos- phatidylcholine complex, for the complementary management of osteoar- thritis. Panminerva Med. 2010b Jun;52(2 Suppl 1):55-62.

Belcaro G, Hosoi M, Pellegrini L, Appendino G, Ippolito E, Ricci A, Ledda A, Dugall M, Cesarone MR, Maione C, Ciammaichella G, Genovesi D, Togni S. A Controlled Study of a Lecithinized Delivery System of Curcumin (Meriva®) to Alleviate the Adverse Effects of Cancer Treat-ment. Phytother Res. 2013 Jun 15.

Bille N, Larsen JC, Hansen EV, Würtzen G. Subchronic oral toxicity of tur- meric oleoresin in pigs. Food Chem Toxicol. 1985 Nov;23(11):967-73.

Biswas J, Sinha D, Mukherjee S, Roy S, Siddiqi M, Roy M. Curcumin pro-tects DNA damage in a chronically arsenic-exposed population of West Bengal. Hum Exp Toxicol. 2010 Jun;29(6):513-24.

Bundy R, Walker AF, Middleton RW, Booth J. Turmeric extract may improve irritable bowel syndrome symptomology in otherwise healthy adults: a pilot study. J Altern Complement Med 2004;10:1015–8.

Burns J, Joseph PD, Rose KJ, Ryan MM, Ouvrier RA. Effect of oral curcu- min on Déjérine-Sottas disease. Pediatr Neurol. 2009 Oct;41(4):305-8.

Carroll RE, Benya RV, Turgeon DK, Vareed S, Neuman M, Rodriguez L, Ka- karala M, Carpenter PM, McLaren C, Meyskens FL Jr, Brenner DE. Phase IIa clinical trial of curcumin for the prevention of colorectal neoplasia. Cancer Prev Res (Phila) 2011;4:354–64.

Chainani-Wu N, Silverman S Jr, Reingold A, Bostrom A, Mc Culloch C, Lozada-Nur F, Weintraub J. A randomized, placebo-controlled, double-blind clinical trial of curcuminoids in oral lichen planus. Phytomedicine. 2007 Aug;14(7-8):437-46.

Chainani-Wu N, Madden E, Lozada-Nur F, Silverman S Jr. High-dose cur- cuminoids are efficacious in the reduction in symptoms and signs of oral lichen planus. J Am Acad Dermatol. 2012 May;66(5):752-60.

Chandran B, Goel A. A randomized, pilot study to assess the efficacy and safety of curcumin in patients with active rheumatoid arthritis. Phytother Res. 2012 Nov;26(11):1719-25.

Cheng AL, Hsu CH, Lin JK, Hsu MM, Ho YF, Shen TS, Ko JY, Lin JT, Lin BR, Ming-Shiang W, Yu HS, Jee SH, Chen GS, Chen TM, Chen CA, Lai MK, Pu YS, Pan MH, Wang YJ, Tsai CC, Hsieh CY. Phase I clinical trial of curcumin, a chemopreventive agent, in patients with high-risk or pre-malignant lesi- ons. Anticancer Res 2001;21(4B):2895–900

Cruz-Correa M, Shoskes DA, Sanchez P, Zhao R, Hylind LM, Wexner SD, Giardiello FM. Combination treatment with curcumin and quercetin of adenomas in familial adenomatous polyposis. Clin Gastroenterol Hepatol 2006;4(8):1035-8.

Chuengsamarn S, Rattanamongkolgul S, Luechapudiporn R, Phisalaphong C, Jirawatnotai S. Curcumin extract for prevention of type 2 diabetes. Diabetes Care. 2012 Nov;35(11):2121-7.

Cuomo J, Appendino G, Dern AS, Schneider E, McKinnon TP, Brown MJ, et al. Comparative absorption of a standardized curcuminoid mixture and its lecithin formulation. J Nat Prod. 2011;74(4):664–9.

Deodhar S D, Sethi R, Srimal RC. Preliminary study on antirheumatic activi- ty of curcumin (diferuloyl methane). Indian J. Med. Res., 71: 632–634, 1980.

Dhillon N, Aggarwal BB, Newman RA, Wolff RA, Kunnumakkara AB, Ab- bruzzese JL, Ng CS, Badmaev V, Kurzrock R. Phase II trial of curcumin in patients with advanced pancreatic cancer. Clin Cancer Res 2008;14:4491–9.

Di Mario F, Cavallaro LG, Nouvenne A, Stefani N, Cavestro GM, Iori V, Mai- no M, Comparato G, Fanigliulo L, Morana E, Pilotto A, Martelli L, Martelli M, Leandro G, Franze A. A curcumin-based 1-week triple therapy for eradication of Helicobacter pylori infection: something to learn from failure? Helicobacter. 2007 Jun;12(3):238-43.

Di Pierro F, Rapacioli G, Di Maio EA, Appendino G, Franceschi F, Togni S. Comparative evaluation of the pain-relieving properties of a lecithinized formulation of curcumin (Meriva(®)), nimesulide, and acetaminophen. J Pain Res. 2013a;6:201-5.

Di Pierro F, Settembre R. Safety and efficacy of an add-on therapy with curcumin phytosome and piperine and/or lipoic acid in subjects with a diagnosis of peripheral neuropathy treated with dexibuprofen. J Pain Res. 2013b Jul 3;6:497-503.

Durgaprasad S, Pai CG, Vasanthkumar, Alvres JF, Namitha S. A pilot study of the antioxidant effect of curcumin in tropical pancreatitis. Indian J Med Res 2005;122:315–8.

Epelbaum R, Schaffer M, Vizel B, Badmaev V, Bar-Sela G. Curcumin and gemcitabine in patients with advanced pancreatic cancer. Nutr Cancer 2010;62:1137–41.

Epstein J, Docena G, MacDonald TT, Sanderson IR. Curcumin suppresses p38 mitogen-activated protein kinase activation, reduces IL-1beta and matrix metalloproteinase-3 and enhances IL-10 in the mucosa of children and adults with inflammatory bowel disease. Br J Nutr. 2010;103(6):824–32.

ESCOP Monographs. Curcumae longae rhizoma. 2. Auflage, Thieme-Ver- lag 2003:107-16.

Fan X1, Zhang C, Liu DB, Yan J, Liang HP. The clinical applications of cur- cumin: current state and the future. Curr Pharm Des. 2013;19(11):2011-31.

Funk JL, Frye JB, Oyarzo JN, Zhang H, Timmermann BN. Anti-arthritic ef- fects and toxicity of the essential oils of turmeric (Curcuma longa L.). J Agric Food Chem. 2010 Jan 27;58(2):842-9.

Garcea G, Berry DP, Jones DJ, Singh R, Dennison AR, Farmer PB, et al. Consumption of the putative chemopreventive agent curcumin by cancer patients: assessment of curcumin levels in the colorectum and their pharmacodynamic consequences. Cancer Epidemiol Biomarkers Prev 2005;14:120–5.

Ghosh M, Singh AT, Xu W, Sulchek T, Gordon LI, Ryan RO. Curcumin nano- disks: formulation and Nanomedicine. 2011 Apr;7(2):162-7.

Goel A1, Aggarwal BB. Curcumin, the golden spice from Indian saffron, is a chemosensitizer and radiosensitizer for tumors and chemoprotector and radioprotector for normal organs. Nutr Cancer. 2010;62(7):919-30.

Golombick T, Diamond TH, Badmaev V, Manoharan A, Ramakrishna R. The potential role of curcumin in patients with monoclonal gammopathy of undefined significance--its effect on paraproteinemia and the urinary N-telopeptide of type I collagen bone turnover marker. Clin Cancer Res. 2009 Sep 15;15(18):5917-22.

Golombick T, Diamond TH, Manoharan A, Ramakrishna R. Monoclonal gammopathy of undetermined significance, smoldering multiple myeloma, and curcumin: a randomized, double-blind placebo-controlled crossover 4g study and an open-label 8g extension study. Am J Hematol. 2012 May;87(5):455-60.

Gota VS, Maru GB, Soni TG, Gandhi TR, Kochar N, Agarwal MG. Safety and pharmacokinetics of a solid lipid curcumin particle formulation in osteosarcoma patients and healthy volunteers. J Agric Food Chem. 2010;58(4):2095–9.

Gupta SC1, Patchva S, Aggarwal BB. Therapeutic roles of curcumin: lessons learned from clinical trials. AAPS J. 2013 Jan;15(1):195-218.

Hamaguchi T, Ono K, Yamada M. Review: Curcumin and Alzheimer's disease. CNS Neurosci Ther 2010;16:285-97.

Hanai H, Iida T, Takeuchi K, Watanabe F, Maruyama Y, Andoh A, Tsujika- wa T, Fujiyama Y, Mitsuyama K, Sata M, Yamada M, Iwaoka Y, Kanke K, Hiraishi H, Hirayama K, Arai H, Yoshii S, Uchijima M, Nagata T, Koide Y. Curcumin maintenance therapy for ulcerative colitis: randomized, multi- center, double-blind, placebo-controlled trial. Clin Gastroenterol Hepatol. 2006 Dec;4(12):1502-6.

Hasima N1, Aggarwal BB. Cancer-linked targets modulated by curcumin. Int J Biochem Mol Biol. 2012;3(4):328-51.

Hastak K, Lubri N, Jakhi SD, More C, John A, Ghaisas SD, Bhide SV. Effect of turmeric oil and turmeric oleoresin on cytogenetic damage in patients suffering from oral submucous fibrosis. Cancer Lett 1997;116:265–9.

He ZY, Shi CB, Wen H, Li FL, Wang BL, Wang J. Upregulation of p53 ex- pression in patients with colorectal cancer by administration of cur- cumin. Cancer Investig 2011;29:208–13.

Heng MC, Song MK, Harker J, Heng MK. Drug-induced suppression of phosphorylase kinase activity correlates with resolution of psoriasis as assessed by clinical, histological and immunohistochemical parameters. Br J Dermatol. 2000 Nov;143(5):937-49.

Henrotin Y, Priem F, Mobasheri A. Curcumin: a new paradigm and thera- peutic opportunity for the treatment of osteoarthritis: curcumin for os- teoarthritis management. Springerplus. 2013 Dec;2(1):56. Epub 2013 Feb 18.

Hishikawa N, Takahashi Y, Amakusa Y, Tanno Y, Tuji Y, Niwa H, Mura- kami N, Krishna UK. Effects of turmeric on Alzheimer's disease with behavioral and psychological symptoms of dementia. Ayu. 2012 Oct;33(4):499-504.

Holt PR, Katz S, Kirshoff R. Curcumin therapy in inflammatory bowel disease: a pilot study. Dig Dis Sci. 2005 Nov;50(11):2191-3.

Ide H, Tokiwa S, Sakamaki K, Nishio K, Isotani S, Muto S, Hama T, Masuda H, Horie S. Combined inhibitory effects of soy isoflavones and curcumin on the production of prostate-specific antigen. Prostate. 2010 Jul 1;70(10):1127-33.

Irving GR, Howells LM, Sale S, Kralj-Hans I, Atkin WS, Clark SK, Brit- ton RG, Jones DJ, Scott EN, Berry DP, Hemingway D, Miller AS, Brown K, Ge- scher AJ, Steward WP. Prolonged biologically active colonic tissue levels of curcumin achieved after oral administration--a clinical pilot study in- cluding assessment of patient acceptability. Cancer Prev Res (Phila). 2013 Feb;6(2):119-28.

James JS. Curcumin: clinical trial finds no antiviral effect. AIDS Treat News. 1996;(no 242):1–2.

Jensen NJ. Lack of mutagenic effect of turmeric oleoresin and cur- cumin in the Salmonella/mammalian microsome test. Mutat Res. 1982 Dec;105(6):393-6.

Joshi J1, Ghaisas S, Vaidya A, Vaidya R, Kamat DV, Bhagwat AN, Bhide S. Early human safety study of turmeric oil (Curcuma longa oil) adminis- tered orally in healthy volunteers. J Assoc Physicians India. 2003 Nov;51:1055-60.

Khajehdehi P, Zanjaninejad B, Aflaki E, Nazarinia M, Azad F, Malek-makan L, Dehghanzadeh GR. Oral supplementation of turmeric decreases prote- inuria, hematuria, and systolic blood pressure in patients suffering from re- lapsing or refractory lupus nephritis: a randomized and placebo-controlled study. J Ren Nutr. 2012 Jan;22(1):50-7.

Kalk H, Niessen K, Untersuchungen +ber die Wirkung der Curcuma (Te-moelavac) auf die Funktion der Leber und Gallenwege. Dtsch Med Wschr 1931;57:1613-5.

Kalpravidh RW, Siritanaratkul N, Insain P, Charoensakdi R, Panichkul N, Hatairaktham S, Srichairatanakool S, Phisalaphong C, Rachmilewitz E, Fucharoen S. Improvement in oxidative stress and antioxidant parameters in beta-thalassemia/Hb E patients treated with curcuminoids. Clin Bio-chem. 2010 Mar;43(4-5):424-9.

Kanai M, Yoshimura K, Asada M, Imaizumi A, Suzuki C, Matsumoto S, Nis- himura T, Mori Y, Masui T, Kawaguchi Y, Yanagihara K, Yazumi S, Chiba T, Guha S, Aggarwal BB. A phase I/II study of gemcitabine-based chemo- therapy plus curcumin for patients with gemcitabineresistant pancreatic cancer. Cancer Chemother Pharmacol 2011;68:157–64.

Kanai M, Imaizumi A, Otsuka Y, Sasaki H, Hashiguchi M, Tsujiko K, Matsu- moto S, Ishiguro H, Chiba T. Dose-escalation and pharmacokinet-ic study of nanoparticle curcumin, a potential anticancer agent with im-proved bioavailability, in healthy human volunteers. Cancer Chemother Pharma- col. 2012 Jan;69(1):65-70.

Kanai M, Otsuka Y, Otsuka K, Sato M, Nishimura T, Mori Y, Kawaguchi M, Ha- tano E, Kodama Y, Matsumoto S, Murakami Y, Imaizumi A, Chiba T, Nishihira J, Shibata H. A phase I study investigating the safety and pharmacokinetics of highly bioavailable curcumin (Theracurmin) in cancer patients. Cancer Chemother Pharmacol. 2013 Jun;71(6):1521-30.

Khorsandi L1, Mirhoseini M, Mohamadpour M, Orazizadeh M, Khaghani S. Effect of curcumin on dexamethasone-induced testicular toxicity in mice. Pharm Biol. 2013 Feb;51(2):206-12.

Kiemer, Alexandra K., Hopstädter, Jessica, Anti-inflammarory effects of Curcumin and effects on gilz. Journal of Biolocical Chemistry: DOI: 10.2017/jbc.M116.733253.

Kuptniratsaikul V, Thanakhumtorn S, Chinswangwatanakul P, Wattana-mongkonsil L, Thamlikitkul V. Efficacy and safety of Curcuma domestica extracts in patients with knee osteoarthritis. J Altern Complement Med. 2009 Aug;15(8):891-7.

Kim SG, Veena MS, Basak SK, Han E, Tajima T, Gjertson DW, Starr J, Eidel- man O, Pollard HB, Srivastava M, Srivatsan ES, Wang MB. Cur- cumin treat- ment suppresses IKKβ kinase activity of salivary cells of patients with head and neck cancer: a pilot study. Clin Cancer Res. 2011 Sep 15;17(18):5953-61.

Koosirirat C, Linpisarn S, Changsom D, Chawansuntati K, Wipasa J. Inves- tigation of the anti-inflammatory effect of Curcuma longa in Heli- cobacter pylori-infected patients. Int Immunopharmacol. 2010 Jul;10(7):815-8.

Kumar S, Ahuja V, Sankar MJ, Kumar A, Moss AC. Curcumin for mainte- nance of remission in ulcerative colitis. Cochrane Database Syst Rev. 2012 Oct 17;10:CD008424.

Kunnumakkara AB, Diagaradjane P, Guha S, Deorukhkar A, Shentu S, Ag- garwal BB, Krishnan S. Curcumin sensitizes human colorectal cancer xe- nografts in nude mice to gamma-radiation by targeting nuclear factor- kap- paB-regulated gene products. Clin Cancer Res. 2008 Apr 1;14(7):2128-36.

Kurd SK, Smith N, VanVoorhees A, Troxel AB, Badmaev V, Seykora JT, Gelfand JM. Oral curcumin in the treatment of moderate to severe pso- riasis vulgaris: A prospective clinical trial. J Am Acad Dermatol. 2008 Apr;58(4):625-31.

Kuttan R, Sudheeran PC, Josph CD. Turmeric and curcumin as topical agents in cancer therapy. Tumori. 1987 Feb 28;73(1):29-31.

Kositchaiwat C, Kositchaiwat S, Havanondha J. Curcuma longa Linn. in the treatment of gastric ulcer comparison to liquid antacid: a controlled clini- cal trial. J Med Assoc Thai. 1993;76:601-605.

Lahiff C, Moss AC. Curcumin for clinical and endoscopic remission in ulce- rative colitis. Inflamm Bowel Dis. 2011 Jul;17(7):E66.

Lal B, Kapoor AK, Asthana OP, Agrawal PK, Prasad R, Kumar P, Srimal RC. Efficacy of curcumin in the management of chronic anterior uveitis. Phyto- ther Res. 1999 Jun;13(4):318-22.

Lal B, Kapoor AK, Agrawal PK, Asthana OP, Srimal RC. Role of curcu- min in idiopathic inflammatory orbital pseudotumours. Phytother Res 2000;14:443-7.

Lee HI, McGregor RA, Choi MS, Seo KI, Jung UJ, Yeo J, Kim MJ, Lee MK. Low doses of curcumin protect alcohol-induced liver damage by modula- tion of the alcohol metabolic pathway, CYP2E1 and AMPK. Life Sci. 2013 Nov 4;93(18-19):693-9.

Liju VB, Jeena K, Kuttan R. Acute and subchronic toxicity as well as mutagenic evaluation of essential oil from turmeric (Curcuma longa L). Food Chem Toxicol. 2013 Mar;53:52-61.

Mohamad RH1, El-Bastawesy AM, Zekry ZK, Al-Mehdar HA, Al-Said MG, Aly SS, Sharawy SM, El-Merzabani MM. The role of Curcuma longa again- st doxorubicin (adriamycin)-induced toxicity in rats. J Med Food. 2009 Apr;12(2):394-402.

Mohammadi A, Sahebkar A, Iranshahi M, Amini M, Khojasteh R, Ghayour- Mobarhan M, Ferns GA. Effects of supplementation with curcuminoids on dyslipidemia in obese patients: a randomized crossover trial. Phytother Res. 2013 Mar;27(3):374-9.

Moorthi C, Krishnan K, Manavalan R, Kathiresan K. Preparation and cha- racterization of curcumin-piperine dual drug loaded nanoparticles. Asian Pac J Trop Biomed. 2012 Nov;2(11):841-8.

Ledda A, Belcaro G, Dugall M, Luzzi R, Scoccianti M, Togni S, Appendino G, Ciammaichella G. Meriva®, a lecithinized curcumin delivery system, in the control of benign prostatic hyperplasia: a pilot, product evaluation registry study. Panminerva Med. 2012 Dec;54(1 Suppl 4):17-22.

Oppenheimer A. Turmeric (curcumin) in biliary diseases. Lancet. 1937;229:619–21.

Pinsornsak P, Niempoog S. The efficacy of Curcuma Longa L. extract as an adjuvant therapy in primary knee osteoarthritis: a randomized control trial. J Med Assoc Thai. 2012 Jan;95 Suppl 1:S51-8.

Polasa K, Raghuram TC, Krishna TP, Krishnaswamy K. Effect of turmeric on urinary mutagens in smokers. Mutagenesis 1992;7:107–9.

Pungcharoenkul K, Thongnopnua P. Effect of different curcuminoid supple- ment dosages on total in vivo antioxidant capacity and cholesterol levels of healthy human subjects. Phytother Res. 2011 Nov;25(11):1721-6.

Prucksunand C, Indrasukhsri B, Leethochawalit M, Hungspreugs K. Phase II clinical trial on effect of the long turmeric (Curcuma longa Linn) on healing of peptic ulcer. Southeast Asian J Trop Med Public Health. 2001 Mar;32(1):208-15.

Qureshi S1, Shah AH, Ageel AM. Toxicity studies on Alpinia galanga and Curcuma longa. Planta Med. 1992 Apr;58(2):124-7.

Rai B, Kaur J, Jacobs R, Singh J. Possible action mechanism for curcumin in pre-cancerous lesions based on serum and salivary markers of oxidative stress. J Oral Sci. 2010;52(2):251–6.

Ramirez-Bosca A, Soler A, Carrion Gutierrez MA, Laborda Alvarez A, Quintanilla Almagro E. Antioxidant curcuma extracts decrease the blood lipid peroxide levels of human subjects. Age 1995;18, 167–169.

Ramirez-Bosca A, Soler A, Carrion MA, Díaz-Alperi J, Bernd A, Quintanilla C, Quintanilla Almagro E, Miquel J. An hydroalcoholic extract of curcuma longa lowers the apo B/apo A ratio. Implications for atherogenesis preven- tion. Mechanisms of Ageing and Development. 2000a;119:41-7.

Ramirez-Bosca A, Soler A, Carrion-Gutierrez MA, Pamies Mira D, Pardo Zapata J, Díaz-Alperi J, Bernd A, Quintanilla Almagro E, Miquel J. An hyd- roalcoholic extract of Curcuma longa lowers the abnormally high values of human-plasma fibrinogen. Mech. Ageing Dev. 2000b;114, 207–210.

Rasyid A, Lelo A. The effect of curcumin and placebo on human gall-bladder function: an ultrasound study. Aliment Pharmacol Ther. 1999;13(2):245–9.

Rasyid A, Rahman AR, Jaalam K, Lelo A. Effect of different curcumin dosa- ges on human gall bladder. Asia Pac J Clin Nutr. 2002;11(4):314-8.

Ringman JM, Frautschy SA, Cole GM, Masterman DL, Cummings JL. A potential role of the curry spice curcumin in Alzheimer's disease. Curr Alz- heimer Res 2005;2:131-6.

Roy M, Sinha D, Mukherjee S, Biswas J. Curcumin prevents DNA damage and enhances the repair potential in a chronically arsenic-exposed human population in West Bengal, India. Eur J Cancer Prev. 2011 Mar;20(2):123-31.

Ryan JL, Heckler CE, Ling M, Katz A, Williams JP, Pentland AP, Morrow GR. Curcumin for radiation dermatitis: a randomized, double-blind, pla-cebo- controlled clinical trial of thirty breast cancer patients. Radiat Res. 2013 Jul;180(1):34-43.

Sahebkar A. A systematic review and meta-analysis of randomized cont-rolled trials investigating the effects of curcumin on blood lipid levels. Clin Nutr. 2013 Sep 25. pii: S0261-5614(13)00250-1.

Samini F, Samarghandian S, Borji A, Mohammadi G, bakaian M. Curcu-min pretreatment attenuates brain lesion size and improves neurological func- tion following traumatic brain injury in the rat. Pharmacol Biochem Behav. 2013 Sep;110:238-44.

Sasaki H, Sunagawa Y, Takahashi K, Imaizumi A, Fukuda H, Hashimoto T, et al. Innovative preparation of curcumin for improved oral bioavailability. Biol Pharm Bull. 2011;34:660–5.

Satoskar RR, Shah S J, Shenoy SG. Evaluation of anti-inflammatory proper- ty of curcumin (diferuloyl methane) in patients with post-operative inflam- mation. Int. J. Clin. Pharmacol. Ther. Toxicol., 24: 651–654, 1986.

Sharma RA, McLelland HR, Hill KA, Ireson CR, Euden SA, Manson MM, Pirmohamed M, Marnett LJ, Gescher AJ, Steward WP. Pharmaco-dynamic and pharmacokinetic study of oral Curcuma extract in patients with colo- rectal cancer. Clin Cancer Res2001;7:1894-900.

Sharma RA, Euden SA, Platton SL, Cooke DN, Shafayat A, Hewitt HR, Mar- czylo TH, Morgan B, Hemingway D, Plummer SM, Pirmohamed M, Gescher AJ, Steward WP. Phase I clinical trial of oral curcumin: biomarkers of sys- temic activity and compliance. Clin Cancer Res 2004;10:6847-54.

Shimouchi A, Nose K, Takaoka M, Hayashi H, Kondo T. Effect of dietary turmeric on breath hydrogen. Dig Dis Sci 2009;54:1725–9.

Shoba G, Joy D, Joseph T, Majeed M, Rajendran R, Srinivas PS. Influence of piperine on the pharmacokinetics of curcumin in animals and human volunteers. Planta Med 1998;64(4):353–6.

Singla V, Pratap Mouli V, Garg SK, Rai T, Choudhury BN, Verma P, Deb R, Tiwari V, Rohatgi S, Dhingra R, Kedia S, Sharma PK, Makharia G, Ahuja V. Induction with NCB-02 (curcumin) enema for mild-to-moderate distal ul- cerative colitis - A randomized, placebo-controlled, pilot study. J Crohns Colitis. 2013: S1873-9946(13)00277-8.

Soni KB, Kuttan R. Effect of oral curcumin administration on serum peroxi- des and cholesterol levels in human volunteers. Indian J. Physiol. Pharma- col., 36: 273–275, 1992.

Shoskes D, Lapierre C, Cruz-Correa M, Muruve N, Rosario R, Fromkin B, Braun M, Copley J. Beneficial effects of the bioflavonoids curcumin and quercetin on early function in cadaveric renal transplantation: a rando- mized placebo controlled trial. Transplantation. 2005 Dec 15;80(11):1556-9.

Srinivasan M. Effect of curcumin on blood sugar as seen in a diabetic sub-ject. Indian J Med Sci. 1972;26(4):269–70.

Srinivasan K. Black pepper and its pungent principle-piperine: a review of diverse physiological effects. Crit Rev Food Sci Nutr. 2007;47(8):735-48.

Steigerwalt R, Nebbioso M, Appendino G, Belcaro G, Ciammaichella G, Cornelli U, Luzzi R, Togni S, Dugall M, Cesarone MR, Ippolito E, Errichi BM, Ledda A, Hosoi M, Corsi M. Meriva®, a lecithinized curcumin delivery sys- tem, in diabetic microangiopathy and retinopathy. Panminerva Med. 2012 Dec;54(1 Suppl 4):11-6.

Suskind DL, Wahbeh G, Burpee T, Cohen M, Christie D, Weber W. Tolera- bility of curcumin in pediatric inflammatory bowel disease: a forced-dose titration study. J Pediatr Gastroenterol Nutr. 2013 Mar;56(3):277-9.

Teiten MH, Gaascht F, Eifes S, Dicato M, Diederich M. Chemopreventive po- tential of curcumin in prostate cancer. Genes Nutr 2010;5:61-74.

Thamlikitkul V, Bunyapraphatsara N, Dechatiwongse T, Theerapong S, Chan- trakul C, Thanaveerasuwan T, Nimitnon S, Boonroj P, Punkrut W, Gingsung- neon V, et al. Randomized double blind study of Curcuma domestica Val. for dyspepsia. J Med Assoc Thai. 1989 Nov;72(11):613-20.

Usharani P, Mateen AA, Naidu MU, Raju YS, Chandra N. Effect of NCB- 02, atorvastatin and placebo on endothelial function, oxidative stress and inflammatory markers in patients with type 2 diabetes mellitus: a ran-

domized, parallel-group, placebo-controlled, 8-week study. Drugs R D. 2008;9(4):243-50.

Van Dau N, Ngoc Ham N, Huy Khac D, et al. The effects of a traditional drug, turmeric (Curcuma longa), and placebo on the healing of duodenal ulcer. Phytomedicine. 1998;5:29-34.

Volak LP, Hanley MJ, Masse G, Hazarika S, Harmatz JS, Badmaev V, Ma- jeed M, Greenblatt DJ, Court MH. Effect of a herbal extract containing curcumin and piperine on midazolam, flurbiprofen and paracetamol (ace- taminophen) pharmacokinetics in healthy volunteers. Br J Clin Pharmacol. 2013 Feb;75(2):450-62.

WHO, 2000. Evaluation of Certain Food Additives: 51st Report of the Joint FAO/WHO Expert Committee on Food Additives, WHO Tech- nical Report Series 891. Geneva.

Wickenberg J, Ingemansson SL, Hlebowicz J. Effects of Curcuma longa (turmeric) on postprandial plasma glucose and insulin in healthy subjects. Nutr J. 2010;9:43.

Wongcharoen W, Jai-Aue S, Phrommintikul A, Nawarawong W, Woragidpoonpol S, Tepsuwan T, Sukonthasarn A, Apaijai N, Chattipakorn N. Effects of curcuminoids on frequency of acute myocardial infarction after corona- ry artery bypass grafting. Am J Cardiol. 2012 Jul 1;110(1):40-4.

Yadav A, Lomash V, Samim M, Flora SJ. Curcumin encapsulated in chitosan nanoparticles: a novel strategy for the treatment of arsenic toxicity. Chem Biol Interact. 2012 Jul 30;199(1):49-61.

Yallapu MM1, Jaggi M, Chauhan SC. Curcumin nanomedicine: a road to cancer therapeutics. Curr Pharm Des. 2013;19(11):1994-2010.

Zhang DW1, Fu M2, Gao SH1, Liu JL2. Curcumin and Diabetes: A Systema- tic Review. Evid Based Complement Alternat Med. 2013;2013:636053.

Meine Notizen